■ 中国医师协会胸外科医师分会创伤外科学组
■ 中国研究型医院学会胸外科学专业委员会
■ 浙江省医学会创伤医学分会胸部创伤学组
■ 浙江省医疗器械临床评价技术研究重点实验室

名誉主编◎王　俊　李小飞

主　　编◎胡　坚　李晨蔚　励新健　吴　丹

副主编◎陈勇杰　陈求名　孟　迪　季蕴辛

编写秘书◎吕　望　董佳萍

胸外伤处置及应急避险策略

画说创伤救治真实场景

Management and Emergency Strategy of

Chest Trauma

Illustrations of Trauma Care in Real-Life Settings

U0211170

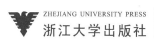

Zhejiang University Press

浙江大学出版社 ｜ 全国百佳图书出版单位

图书在版编目（CIP）数据

胸外伤处置及应急避险策略：画说创伤救治真实场景 /
胡坚等主编. — 杭州：浙江大学出版社, 2022.11
ISBN 978-7-308-23120-6

Ⅰ.①胸… Ⅱ.①胡… Ⅲ.①胸—外伤—急救 Ⅳ.
①R655.059.7

中国版本图书馆CIP数据核字（2022）第185729号

胸外伤处置及应急避险策略：画说创伤救治真实场景

胡　坚　李晨蔚　励新健　吴　丹　主编

策划编辑	殷晓彤
责任编辑	殷晓彤
责任校对	张凌静
封面设计	续设计—黄晓意
出版发行	浙江大学出版社
	（杭州天目山路148号　邮政编码：310007）
	（网址：http://www.zjupress.com）
排　　版	浙江时代出版服务有限公司
印　　刷	浙江全能工艺美术印刷有限公司
开　　本	880mm×1230mm　1/32
印　　张	4.75
字　　数	156千
版印次	2022年11月第1版　2022年11月第1次印刷
书　　号	ISBN 978-7-308-23120-6
定　　价	49.00元

《胸外伤处置及应急避险策略：
画说创伤救治真实场景》
编委会

岑浩锋　宁波市鄞州第二医院

何天煜　浙江大学医学院附属第一医院

张玉前　浙江大学医学院附属第一医院

张庆怡　浙江大学医学院附属第一医院

陈求名　浙江大学医学院附属第一医院

陈勇杰　余姚市人民医院

季蕴辛　宁波市第一医院

周成伟　宁波大学医学院附属医院

周振宇　浙江大学医学院附属第一医院

孟　迪　浙江大学医学院附属第一医院

胡　坚　浙江大学医学院附属第一医院

柯　磊　浙江大学医学院附属第一医院

倪　恒　浙江大学医学院附属第一医院

徐金明　浙江大学医学院附属第一医院

唐慕虎　浙江大学医学院附属第一医院

黄满丽　浙江大学医学院附属第一医院

董佳萍　宁波市第一医院

程　钧　浙江大学医学院附属第一医院

舒文博　浙江大学医学院附属第一医院

曾理平　浙江大学医学院附属第一医院

滕　啸　浙江大学医学院附属第一医院

编写秘书　吕　望　董佳萍

序

　　胸部创伤在当今社会是较为常见的外伤之一，轻者仅有创伤所致疼痛，重者则可影响呼吸和循环，甚至危及生命。有些胸部创伤患者临床表现轻微，但已经存在内在的生理病理变化，或者发生潜在的致命危险，比如创伤性窒息、支气管和气管损伤、食管破裂等。如不及时诊治，可能导致严重后果。因此，胸部创伤的科普性读物对于广大人民群众是十分有必要的。《胸外伤处置及应急避险策略：画说创伤救治真实场景》通过浅显易懂的图文，可以让读者获得至关重要的胸外伤科普知识，以惠及民生。

　　浙江大学医学院附属第一医院胸外科是我国知名的胸外科中心。中心主任胡坚是我国著名的胸外科专家。一直以来，胡主任带领胸外科中心传承不畏艰辛、勇于创新、治学严谨、勇攀医学高峰的优良传统，专心、专业、专注于胸部疾病的临床诊疗与科学研究，积极推进胸部疾病专业化、规范化、科学化、精细化和人性化理念，使胸外科疾病临床诊疗技术获得长足发展和突破。本书由浙江省胸外科同行共同编写。作为胸部创伤的科普读物，本书的出版有利于胸外科创伤救治的知识普及，必将为我国胸部创伤诊疗水平的发展增加新的力量。

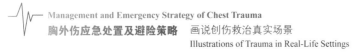
　　本书内容翔实、图文并茂、重点突出，系统地讲述了胸部创伤各种伤情的相关知识，描述了各种胸部创伤的初步处理步骤，说明了各种注意事项。更难能可贵的是，本书系统总结了创伤后的心理干预措施。编辑团队根据多年来的实践经验，将胸部创伤复杂的病情，用图文深入浅出地呈现给读者，无论是医学生、医学专业人员，还是普通读者，都可从中获益。

2022 年 10 月 20 日

前言

　　随着我国医疗救治体系与运行机制的逐步发展和完善，社会医疗水平得到了极大的提高。在创伤急救等方面，依然存在短板与不足。创伤往往事发突然，其周边环境缺乏医疗资源，现场人员缺乏应急处置能力，导致创伤患者得不到及时的院前救治，势必预后不良。作为健康中国 2030 战略实施的重要基石之一，全面规划与建立诊疗能力先进、响应及时、动员能力强和资源储备充足的现代化医疗救治体系十分重要。加强创伤应急救援知识的普及、提高院前救治的及时性和正确性，已是完善医疗救治体系的重要内容。

　　胸腔是人体的重要脏器——心、肺的所在之处。尽管有坚固的胸壁保护，但是一旦胸腔受伤，致命性较高。在所有外伤患者中，胸外伤者约占 25%。据统计，在创伤导致死亡的患者中，约 30% 与胸部外伤有关。

　　2019 年 7 月 26 日，浙江省医学会创伤医学分会胸部创伤学组正式成立。在学会的框架下，胸部创伤学组已开展并推动浙江省胸部创伤临床救治的基层网络建设，推进胸部创伤的基础研究及高新技术的临床应用，组织制定胸部创伤临床救治的共识和指南，积极普及规范化的基层创伤救治流程。

急救的关键在于及时和正确。鉴于有效的院前救治在胸外伤救治环节中的重要性，我们组织以胸外科专家为主的多学科协作团队共同撰写本书，目的是向大众普及科学的胸外伤应急处置方式和避险策略，推广及时、科学、规范的院前救治，提高胸外伤患者的救治率。同时，本书以常见创伤的八大场景为切入点，通过具象化的真实场景，配以详实的图文，让读者能快速掌握创伤急救中的正确处理流程，实现最有效的"自救"与"他救"。

胸外伤的科普书籍比较匮乏，众人拾柴火焰高，衷心希望本书的出版能够吸引更多的胸外科同仁集思广益，充分发挥临床经验和科普能力，为胸外伤科普工作添砖加瓦。

科普工作任重道远，创伤科普你我同行。

2022 年 11 月 1 日

目 录
Contents

下　篇

画说创伤救治真实场景

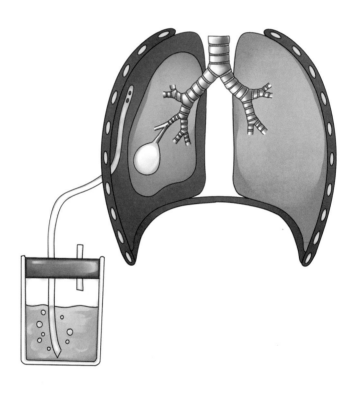

胸外伤处置
及应急避险策略

第一章
胸壁创伤

第一节　胸壁创伤的解剖学基础

胸壁，也叫胸廓，是指构成胸部外部轮廓的组织，类似于房间的墙壁。墙壁撑起整个房间的关键在于其结构的硬度和稳定性：用钢筋搭建初步轮廓，之后垒上砖块填充，最后再浇上水泥固化。此外，还要开槽埋设水管、电路等。同样的，胸壁由皮肤、皮下组织、肌肉、骨骼以及神经和血管构成，这些组织在胸壁的结构和功能上各自发挥着重要作用。

一、骨骼

由于胸腔内有心脏、肺及大血管等重要脏器，胸壁需要有类似于钢筋的硬性结构，来撑起一个稳定、安全的空间，既能让心肺正常工作，又能保护这些重要脏器。而胸壁内的"钢筋"，也就是骨骼，包括胸椎、肋骨、胸骨、锁骨和肩胛骨。当然，胸壁的骨性结构也不完全是"钢筋"，骨与骨之间由关节和软骨连接，以适应呼吸时胸壁的运动，在受到外力冲击时也可以提供一定的缓冲。

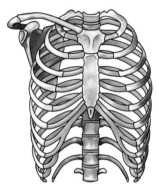

胸壁内的"钢筋"——骨骼

下面，我们简单了解一下各个骨骼所起到的作用。

1. 肋　骨

当我们第一眼看到胸壁的骨架时，印象最深刻的就是环绕着的 12 对骨头，这些就是肋骨，它们构成了胸壁的大部分结构。在《圣经》中，第一位女性人类夏娃就是由上帝取了第一位男性人类亚当的一根肋骨所创造出来的。但事实上，男性和女性都有 12 对肋骨，因此"上帝造人"如同"女娲造人"一样，只是传说而已。

肋骨后接胸椎，前接胸骨，包绕了我们大部分的胸壁。肋骨与胸椎以关节的形式相连，而与胸骨以软骨的形式相连，这些软骨叫作肋软骨。有些人在劳累或免疫力下降时，会出现胸前区疼痛，尤其按到某个点时压痛特别明显，很多时候就是肋软骨炎。肋软骨炎类似于感冒，属于自限性疾病，休息过后就会好转。

肋骨表面有一层骨膜，骨膜里有丰富的血管和神经，为肋骨提供营养。当肋骨发生损伤时，首先会损伤到骨膜。比如胸壁剧烈运动或受到轻度的外力撞击时，有可能导致骨膜撕裂损伤，造成局部出血、水肿，骨膜发生无菌性炎症反应。而炎症反应又会刺激骨膜内的神经，引起疼痛。如果创伤比较严重，可能会引起肋骨骨折，则疼痛更加明显，使患者不敢咳嗽，甚至不敢大声讲话。

肋骨与肋骨之间还存在与之并行的肋间神经和肋间血管。带状疱疹，也就是民间俗称的"蛇串疮"，就是疱疹病毒侵入肋间神经所致，沿肋间出现皮疹以及神经痛。肋间血管隐藏在肋骨的下方，一般情况下不会发生损伤。但是，如果肋骨发生了严重骨折，则有可能会导致肋间血管破裂出血。值得一提的是，别看肋间动脉很细小，但是它源自主动脉，也"继承"了主动脉强大的血管压力，一旦肋间动脉损伤，就会像高压消防水管一样喷射出血，这种出血在很多情况下需要急诊手术止血。

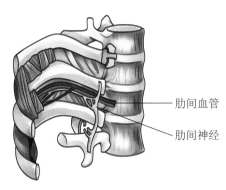

肋间血管

肋间神经

肋间神经和肋间血管

Management and Emergency Strategy of Chest Trauma
胸外伤应急处置及避险策略　画说创伤救治真实场景
Illustrations of Trauma in Real-Life Settings

2.胸　骨

胸骨，是位于胸部正中的一块骨骼，它的形状有点类似于一柄剑头向下竖立的短剑，保护着我们的胸腔。

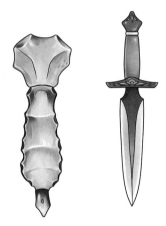

胸骨形状类似短剑

在胸骨上缘 1/3 左右，有一条横向的凸起，叫作胸骨角，它是临床上经常会用到的一个解剖标志。胸骨的最下方是一块软骨，叫作剑突。大多数人都可以自己摸到这两个解剖结构，有时候会误以为长了什么异物而来医院就诊。

胸骨受到外力冲击后容易发生骨折，比如驾驶员发生车祸时，胸骨与方向盘撞击后可导致横向骨折。此外，在对呼吸心搏骤停的患者进行心肺复苏时，主要按压胸骨以维持心脏的血液搏出，也常常会引起患者胸骨骨折。如果胸骨骨折的同时合并有肋骨的多发骨折，则可能破坏胸壁结构的稳定性，影响患者的呼吸和血液循环。

3. 锁 骨

锁骨，是大家相对比较熟悉的骨骼。女生选衣服、项链时也会注意与锁骨的搭配；平时吃的零食里就有鸭锁骨。

从功能上来说，锁骨将人的上肢与躯干相连，在上肢的活动中起到重要的中介作用。但是，锁骨的位置比较表浅，容易在外力作用下发生骨折，影响伤侧手臂的活动。

然而，正是由于锁骨的这些特点，在奴隶社会，奴隶主为了防止奴隶逃跑，会将铁链穿绕过锁骨。平时，铁链不会影响奴隶劳作，如果奴隶不服从管教，只要扯住铁链，就会产生剧烈的疼痛感，同时限制了双手的活动，使得奴隶无法反抗，被迫接受奴役。据说，锁骨之名就是由此得来。

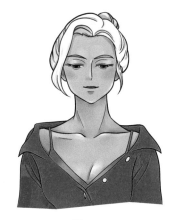

锁 骨

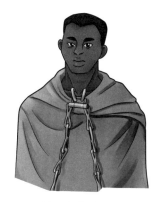

锁骨之名的由来

Management and Emergency Strategy of Chest Trauma
胸外伤应急处置及避险策略　画说创伤救治真实场景
Illustrations of Trauma in Real-Life Settings

4. 肩胛骨

肩胛骨，是位于胸壁后外侧的一块扁平的骨骼。肩胛骨在古代被称为琵琶骨，常看武侠小说的读者一定不陌生。在武侠小说中，即使武功再高强，一旦被铁链穿了琵琶骨，就会功力尽失。

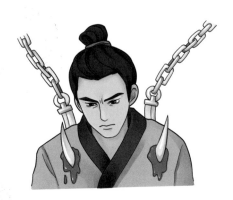

肩胛骨

这并不是小说家们异想天开，的确存在一定的科学依据，因为肩胛骨及其附着的肌肉，是肩关节的重要组成部分，一旦发生肩胛骨骨折，或发生类似于武侠小说中描述的情况，肩胛骨被外力固定后无法活动，将会严重影响肩关节的功能，从而限制了肩背部及上肢的活动能力。

5. 胸　椎

胸椎是人体脊柱的一部分，12 块胸椎上下叠加，形成稳定的柱状结构，构成了脊柱的胸段。每一块胸椎的两侧，都对应一根肋骨，与前方的胸骨一起形成一个闭环。12 个闭环构成了胸壁的主要轮廓。

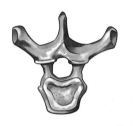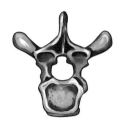

胸　椎

　　胸椎除了参与胸壁组成外，还有一个非常重要的任务：保护胸段脊髓。脊髓是人体神经系统的重要组成部分，连接大脑和外周神经，犹如军队里的联络员，将大脑的命令传送到身体各个部位。胸段的脊髓从胸椎中穿过，一旦胸椎受损，则"唇亡齿寒"，很可能伤及胸段的脊髓。脊髓受损，则会导致肢体活动、感觉障碍，就像军队与司令部失去了联系，无法有效作战。严重的脊髓损伤甚至会导致患者瘫痪。

二、肌肉组织

　　胸壁的"砖块"，主要是胸壁的肌肉组织。胸壁肌肉由外到内可分为4层。比如健美选手胸前明显的两块胸大肌，就属于胸壁最外层的肌肉。

　　胸壁上各个肌肉都有不同的功能，既能适应胸部的呼吸运动，又

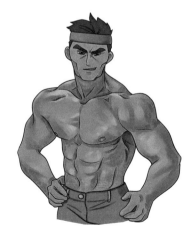

健美选手的胸大肌

Management and Emergency Strategy of Chest Trauma
胸外伤应急处置及避险策略 　画说创伤救治真实场景
Illustrations of Trauma in Real-Life Settings

能配合颈部、上肢的活动，同时也起到稳定胸壁的作用。此外，胸壁肌肉的运动也是提供人体热量、保持体温的重要来源。

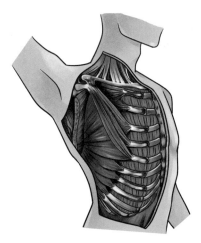

胸壁的肌肉组织

三、皮肤和皮下组织

胸壁的"水泥"，是胸壁的皮肤和皮下组织，主要起到保持胸壁结构的完整性，以及提供对外力的缓冲作用。此外，皮下组织内有丰富的脂肪组织，犹如一件隐形的贴身保暖内衣，能起到储存能量、保温的作用。

四、血管和神经组织

胸壁上还有丰富的血管和神经。正如房间里的水管、电线将水电传输到房间各个角落，胸壁上的血管为胸壁的组织提供必需的氧气和养分，带走新陈代谢产生的代谢产物；胸壁神经可以支配各块肌肉运动、传递胸壁各处的感觉等，并且还有营养肌肉组织的作用。

第二节　胸壁创伤的病理生理学基础

胸壁是整个胸腔的外在轮廓。胸腔内体积最大的器官就是我们的肺。胸壁与肺之间的空间，我们称之为胸膜腔。胸膜腔有一个重要的、独一无二的特征：负压环境。胸膜腔内的负压有什么作用呢？首先，我们需要简单了解一下呼吸运动。

呼吸运动就像吹气球一样，吸气时肺会膨胀，呼气时肺又回缩。但是，肺部本身是没有肌肉组织的，无法自己实现膨胀和回缩。而胸膜腔内的负压，将肺与胸壁紧紧吸在一起，使肺随着胸壁的起伏活动进行膨胀和回缩。

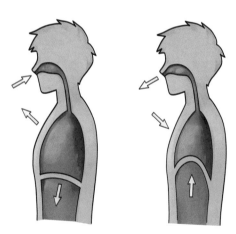

呼吸运动

大家吹气球的时候都会发现，吹第一口气是最费劲的。等第一口气吹进去了，后面再吹反而会轻松很多。如果没有胸膜腔的负压存在，我们吸气时就没法利用胸壁对肺的扩张力量，只能像吹气球一样用力把肺吹起来，当然会费力得多。呼气时，如果没有负压的依附作用，肺部就会像漏气的气球一样迅速塌陷。

而胸膜腔内负压的存在，正好就解决了这个"第一口气"的问题。当我们呼气时，胸壁回缩，肺部也相应回缩，但仍然吸附于胸壁上，并不会完全塌陷，相当于气球处于半充气的状态。这样，等我们下次吸气时，就不需要太用力就能把气吸进肺里。此外，当我们吸气时，胸壁向外扩张，肺部在负压的带动下一起扩张，从而使得更多空气进入肺部。

简单的呼吸过程也蕴含着复杂的生理机制，不得不令人赞叹人体的精妙和神奇。

当胸壁创伤比较严重，破坏了胸壁的完整性，导致胸膜腔与胸壁外相通时，胸膜腔的负压环境就不复存在了，这在医学上称为开放性胸壁创伤。幸好，左侧胸腔和右侧胸腔是不贯通的，两侧的胸膜腔也是独立存在的，多数情况下的开放性胸部创伤是单侧的。打个比方，如果把人的左侧胸腔和右侧胸腔类比于一辆自行车的两个轮子，那么胸壁就相当于轮子的外胎，两侧的肺相当于轮子的内胎。开放性胸壁创伤就好比是骑自行车时，一个轮胎被钉子扎破漏气了，如果漏气不是很严重，还是可以勉强骑到维修店去补胎的。但是，有时候不仅是车胎漏气漏得快，连车轱辘也被撞歪了，没法继续骑

Management and Emergency Strategy of Chest Trauma
胸外伤应急处置及避险策略 画说创伤救治真实场景
Illustrations of Trauma in Real-Life Settings

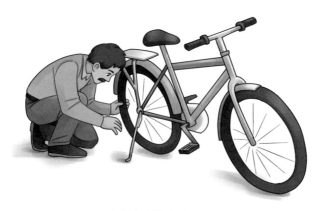

自行车的两个轮子

行，那么只能请修车师傅赶来帮忙了。

　　同样地，轻度的胸壁创伤，如果患者能够维持正常的呼吸和血液循环，可以将其送至医院治疗；如果患者伤情比较严重，已经无法坚持到医院再行救治，此时应该立刻拨打120急救电话，并在现场的安全区域对患者进行院前急救。

第三节　胸壁创伤的分类

胸壁创伤的类型很多。

一、创伤组织部位

按创伤组织部位分类，可以分为胸壁软组织创伤、胸壁骨创伤。

1. 胸壁软组织创伤

胸壁软组织创伤是指胸壁的皮肤、皮下组织、肌肉及肋间组织在外力的作用下造成的机械性损伤。表浅的软组织创伤，如擦伤、挫伤等，在日常生活中也很常见，一般自行处理或至医院对症处理即可。如果外力作用较强，发生广泛挫裂伤，可能对胸壁组织造成严重影响，如皮肤缺损、出血、肌肉坏死等，需要急救处理。

2. 胸壁骨创伤

胸壁骨创伤是指胸壁的骨骼组织或结构在外力作用下造成的损伤。

最常见的胸壁骨创伤是肋骨骨折。据统计，约 40% 胸部外伤的患者合并有肋骨骨折。由于肋间神经与肋骨并行，肋骨骨折后断端或局部炎症刺激肋间神经，会导致患者胸痛，在深呼吸、转身或咳嗽时胸痛明显加剧。轻度的肋骨骨折在休养后多数能够自行愈合，不需要特殊处理。但是，如果有多根、多处的肋骨骨折，甚至在呼吸时能够看到胸壁的异常活动，那么可能存在"连枷胸"的情况，

Management and Emergency Strategy of Chest Trauma
胸外伤应急处置及避险策略　画说创伤救治真实场景
Illustrations of Trauma in Real-Life Settings

需要外科医生进行处理。

此外，胸壁外伤也会导致胸骨、锁骨、肩胛骨、胸椎等其他胸壁骨骼的损伤或骨折，导致患者出现不同的症状。总之，一旦发现胸壁外伤后出现剧烈疼痛，或活动受限后，需要警惕骨骼的损伤甚至骨折的发生，应及时至医院接受正规治疗。

二、胸壁完整性

按胸壁完整性分类，可以分为胸壁闭合性创伤、胸壁开放性创伤。

1. 胸壁闭合性创伤

顾名思义，胸壁闭合性创伤是指创伤后胸壁依然保持基本的完整性，没有形成深至胸腔的开放性创伤。闭合性创伤大多是钝性物体撞击所致，造成皮肤或肌肉损伤、胸壁骨折、闭合性气胸等。

2. 胸壁开放性创伤

在正常情况下，人体的胸腔处于封闭状态，存在一定的负压，有利于肺部的呼吸运动和气体交换。胸壁开放性创伤，是指创伤破坏了胸壁的完整性，导致胸膜腔与胸壁外相通，从而破坏了胸膜腔的负压环境，常常会影响患者的呼吸和循环功能。在打架斗殴过程中被匕首刺伤胸部，如果创面较大就会导致胸壁开放性创伤；另外，在严重车祸中，也常常会因为冲击力较强，引起胸壁严重损伤，导致开放性创伤。在遇到胸壁开放性创伤时，需要尽早封闭胸壁的伤口，防止气体不断进入胸腔影响患者的呼吸、循环稳定。

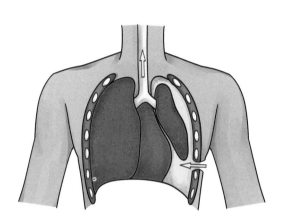

胸壁完整性被破坏

三、致伤原因

根据致伤原因分类，可以分为烧伤、挤压伤、刃器伤、火器伤、冲击伤、爆震伤、毒剂伤、核放射伤等。

第二章
肺、气管创伤

第一节 肺、气管的解剖结构

一、气管、支气管和肺的解剖学

1. 气 管

气管是连接喉部与支气管之间的一段管道结构，既是空气进入肺部的通道，也具有抵御异物、湿化空气、调节空气温度的作用。气管位于食管的前方，呈后面略扁的圆筒形。成年男性、女性的气管平均长度分别为 10.3cm 和 9.7cm。气管起自环状软骨的下缘，止于胸骨角平面的气管隆嵴，并在此分叉形成左、右主支气管，分叉处也被称为气管杈。

气管的管壁由内向外主要由黏膜层、黏膜下层和外膜构成。黏膜层主要为纤毛柱状上皮细胞，纤毛可向咽喉部的方向摆动，从而将吸入的灰尘和细菌等与气管分泌的黏液混合形成痰液，并运送回咽喉部。痰液刺激咽喉部产生咳嗽反射，将灰尘和细菌咳出，起到保护自身的作用。气管外膜主要由 14~16 个缺口向后的 "C" 字形透明软骨环构成，气管软骨主要起到支撑作用，并具有一定的弹性，从而保持了气管腔道持续的开放状态，以保证呼吸能顺利进行。

2. 支气管

若将气管形容为大树的树干，那么支气管就是树干分出的层层枝杈。因此，各级的支气管也常被形象地描述为支气管树。

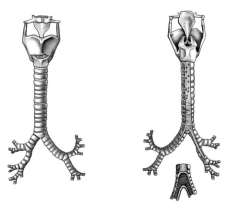

气管与支气管

气管自隆嵴以下分出一级分支，即左、右主支气管，其下再分出叶支气管（二级分支）、段支气管（三级分支），以及小支气管、细支气管至呼吸性细支气管（共约二十级分支），最终连接于肺泡。右主支气管长 2~3cm，其与气管延长线的夹角仅为 20°~30°，故误吸的异物也容易坠入其中。前六级的支气管壁也像气管壁一样有软骨环起支撑作用，但随着分级增加，软骨环逐渐消失，代之以平滑肌。

Management and Emergency Strategy of Chest Trauma
胸外伤应急处置及避险策略　画说创伤救治真实场景
Illustrations of Trauma in Real-Life Settings

3. 肺

肺是人体的呼吸器官，位于胸腔内，胸腔左右各有一侧肺。肺的外形整体呈上尖下宽的圆锥形。其中左肺由于覆盖于心脏前方，因此左肺前缘下部有心切迹，同时由斜裂分为了上、下两叶。右侧肺则由斜裂和水平裂分为了上、中、下三个肺叶。每一级肺段支气管所属的肺组织被称为肺段，是肺部基本的解剖单位。肺段之间有少量的结缔组织和血管，也是临床上常用的肺段切除的标志。左肺分为 8 个肺段，右肺分为 10 个肺段。肺最基本的功能单位是肺泡，其是肺部进行气体交换的场所。肺泡的膜非常薄，不到 1 μm，因此氧气可以迅速进入血液。

肺的表面覆盖有一层透明的膜，即脏层胸膜，胸膜下是肺的实质。正常情况下肺实质呈粉红色海绵状，质地柔软而有弹性。通常，成年男性的肺重 1000～1300g，气体容量 5000～6500ml；成年女性的肺重 800～1000g，气体容量则略小于成年男性。

二、呼吸生理

呼吸是人体与外界环境进行气体交换的过程，也是人赖以生存最基本的运动形式。正常人每分钟呼吸频率为 12～20 次。呼吸的过程分为外呼吸和内呼吸。外呼吸包括肺通气过程和肺换气过程。内呼吸则是指组织细胞与毛细血管之间进行气体交换的过程。

物理学原理认为气体总是从压力高的地方流向压力低的地方，所以气体的进出肺必然会让肺内外存在一定的压力差。肺外的大气压在一定的海拔高度内都是相对恒定的，发生变化的只能是肺内的气体压力，而肺内压的变化则取决于呼吸运动带来的胸廓具有节律性的扩张和收缩，即吸气时胸廓扩张，肺内压减小，气体由外界进入肺；呼气时胸廓缩小，肺内压增大，气体由肺内排出。

根据参与呼气运动的相关肌肉的用力程度不同，我们可以将呼吸运动分为腹式呼吸和胸式呼吸。腹式呼吸时，以膈肌的收缩和舒张为主，膈肌的舒缩会引起腹腔内脏的移动，导致腹部的明显起伏，故称为"腹式呼吸"。而以肋间外肌的舒缩为主时，胸廓则会出现明显起伏，故称为"胸式呼吸"。

在呼吸过程中，也会遇到一些阻力，若这些阻力异常增大，则可能导致各种疾病的发生。我们通常将这些分为弹性阻力和非弹性阻力。前者主要来自肺本身的弹性和胸廓的弹性；后者则主要来自气道、气体惯性和组织的黏滞性。肺的弹性阻力主要由肺泡的张力产生，而肺能产生一种表面活性物质，减小肺泡的张力，防止肺泡过度回缩而萎陷，就如同肥皂泡能在水面上维持不破，肺泡能保持扩张也依赖于这种表面活性物质。而当成年人发生肺炎、肺栓塞时，这种表面活性物质的分泌会减少，导致肺萎陷不张，使人感到呼吸困难。胸廓的弹性阻力主要来自胸廓内的弹性成分，肥胖、胸廓畸形、胸膜增厚等会导致弹性阻力的增加。气道的阻力主要受到气流速度、气道口径、气流形式的影响，当气道被异物、肿瘤、痰液堵塞时，气流呈现湍流，气道口径减小，都会使气道阻力增大而影响肺的通气。

肺活量是常用的评价肺功能的一个指标，是指用尽力气呼出最

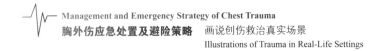
Management and Emergency Strategy of Chest Trauma
胸外伤应急处置及避险策略　画说创伤救治真实场景
Illustrations of Trauma in Real-Life Settings

大的肺内气体的量，反映了肺一次通气的最大能力。成年男性的肺活量通常在3500ml左右，而成年女性在2500ml左右。肺活量主要受身材、年龄、性别、体位、呼吸肌的强弱的影响，例如运动员的肺活量往往大于普通人，青年人的肺活量往往大于老年人。肺炎、肺纤维化等肺部疾病患者的肺活量会有相应减少。

第二节　气管与支气管创伤

　　气管与支气管创伤作为胸部的严重创伤之一，主要是指气管环状软骨以下到肺段支气管之前的气道创伤。根据国内报道，气管与支气管创伤约占胸部创伤的1%，是胸部、颈部的穿通伤或钝性伤引起的，如刀刺等各种锐器或火器伤以及车祸等意外情况下的撞击或挤压，患者往往因胸腹部严重合并伤、大出血并发休克、急性呼吸道梗阻等而早期死亡。据报道，气管与支气管创伤患者的平均死亡率约为30%。

一、病因及流行病学

　　气管与支气管创伤的主要原因包括锐器伤与钝性伤。

1.锐器伤

　　锐器伤是导致气管创伤的主要原因之一，可分为气管腔外和气管腔内创伤。

　　常见气管腔外创伤为颈部、颈胸连接部的锐器刺伤、火器伤。气管腔外损伤所致的气管破裂往往会发生大出血，导致患者来不及送往医院就已死亡。

　　气管腔内创伤多是异物误入气管所致。常见的异物有：①植物类，如花生仁、瓜子及豆类食品等。②动物类，如各种动物之骨片、蛋壳等。③金属类，如大头针、铁钉、发卡、硬币、钢球等。④化

Management and Emergency Strategy of Chest Trauma
胸外伤应急处置及避险策略　画说创伤救治真实场景
Illustrations of Trauma in Real-Life Settings

学合成类，如笔套、纽扣或瓶塞等。异物在呼吸道内停留的部位与其大小、形状、重量、误吸异物时患者的体位及解剖等因素有关。一般体积较大者常停留于气管内。

2. 钝性伤

钝性伤在临床诊疗中更加常见，也是胸部闭合性创伤早期死亡的重要原因之一。随着交通事故发生数量的日渐增多，气管与支气管钝性伤的发生率也呈上升趋势。气管创伤可单独发生，也可同时合并支气管创伤等其他复合伤。这类患者往往因呼吸困难、休克、胸腹部脏器严重创伤等在伤后早期死亡。有部分患者直到后期出现气管瘢痕狭窄后才被发现气管创伤。

支气管创伤的原因与气管创伤类似，但由于解剖形态的不同，右主支气管异物的发生率较左主支气管的发生率高 2~3 倍。

二、病理生理

气管创伤的病理生理改变与受伤程度有关。轻度创伤时患者呼吸功能基本正常，对症处理后常可自愈。中、重度创伤时呼吸道的完整性被破坏，如果不及时处理，往往会导致患者死亡。若延误诊断，部分患者即使度过急性期，因气管局部损伤，该处形成大量肉芽及瘢痕组织导致气管狭窄。

气管内存留异物的病理生理改变视其理化性质及呼吸道阻塞的程度而定。植物类异物富含游离脂肪酸（亚麻酸和油酸），对气管黏膜具有很强的刺激性，会导致呼吸道炎症。重者即使异物已被取出，亦需继续治疗相当时日方可痊愈。金属类异物易氧化锈蚀，有时可穿透气管壁而进入纵隔内或肺实质，导致局部脏器再损伤、组织溃烂或肉芽组织形成。动物类和化学合成类异物对气管黏膜的刺激性虽小，但可导致气管完全阻塞或部分阻塞，引起部分肺不张甚至窒息。

支气管创伤的病理生理改变仅在部位上有别于气管创伤。

三、临床表现

气管支气管创伤的部位和程度、纵隔胸膜有无破损、气体是否外溢及失血量的多少都是决定早期临床症状和体征的主要因素，主要表现有呼吸困难、发绀、气胸、纵隔及皮下气肿、咯血或血痰，严重者可伴有休克甚至死亡。伴有复合伤的患者，可表现出其他脏器损伤的临床表现。

四、治疗原则

在现代生活中，气管创伤常见于各种交通事故与自然灾害，患者一般合并严重的其他器官或脏器损伤且伤势严重，有出现休克、循环衰竭、窒息等危及生命的情况。生活中遇到气管创伤的患者，应及时采取以下措施。

（1）及时采取仰卧位。

（2）保持呼吸道通畅，尽可能辅助患者咳嗽排痰。

（3）患者若有严重皮下气肿（握雪感），可以在颈胸部、皮下刺入数枚粗针头以排除皮下积气。

　　在完成上述初步处理的同时，建议及早送往医院以寻求进一步诊疗措施。

第三节 肺挫裂伤

一、发生原因

肺挫伤和肺裂伤的致伤原因和特点非常相似，两者在实际情况中也常常同时存在，因此我们将其一并进行叙述。肺挫裂伤的发生，除了钝性或锐性的直接损伤外，还与强烈的高压波冲击有关。肺挫裂伤最常见于交通事故、爆炸的震荡，刀刺伤、子弹击中有时也会导致肺挫裂伤。

在所有闭合性胸外伤中，肺挫裂伤占 30%～75%；在因车祸致死的事故中，1/4 的死亡与肺挫裂伤有关。

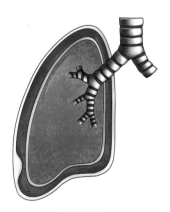

肺挫裂伤

二、临床表现

轻度的肺挫裂伤患者会出现呼吸频率和心跳频率的加快，有时会咳出带血丝的黏液，整体情况通常尚可，有时也可完全没有症状，仅在到医院检查胸部 X 线片才发现。

中度的肺挫裂伤患者会出现烦躁不安，呼吸感到费力，嘴唇指甲等处可能会因缺氧而发紫，有时也可出现频繁的咳嗽。若有肋骨骨折，则可感到胸痛。

重度的肺挫裂伤患者往往会有严重的烦躁不安，呼吸明显加快，同时感到呼吸费力，心跳很快，嘴唇指甲处明显青紫，有时会有咯血。若出现多根肋骨骨折，可出现胸壁软化浮动，吸气时胸壁凹陷，呼气时胸壁突出。有些还会出现皮下气肿（用手按压皮肤，可感到有气体在皮下移动，可出现捻发感或握雪感），甚至休克。

三、急救措施

（1）轻度的肺挫伤通常无须特殊治疗就能很快好转。

（2）严重的肺挫裂伤患者，若出现明显的呼吸困难，则首先要帮助其保持呼吸道通畅，清除其口鼻内的血液和分泌物，鼓励其咳嗽、咳痰。若患者胸壁上出现有缺口且有气体进出，则考虑出现了开放性气胸，可以用干净的衣物等遮盖封闭缺口。若患者胸腔明显膨胀，且没有明显缺口，而出现上述皮下气肿的表现，则考虑出现了张力性气胸，应用针头等刺破胸腔，排出内部高压气体。另外，应及时将患者送往医院进行抢救。

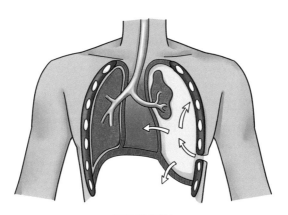

开放性气胸

第四节　创伤性窒息

创伤性窒息是胸部或胸腹部同时受到外力严重挤压、冲击后引起胸腔内瞬间高压而诱发的广泛性皮肤、黏膜下出血等的一组临床综合征。

一、病因及流行病学

最常见的致伤原因是挤压，多见于坑道塌方、房屋倒塌和车祸等，其他少见原因有战场爆震伤等。创伤性窒息发生率占胸部创伤的 2%~8%，多见于胸廓弹性较好的青少年和儿童，同时多数并不伴有胸骨或肋骨的骨折。

二、病理生理

造成创伤性窒息需同时满足两个必备条件：致伤因素暴力挤压胸部和上腹部，同时患者声门紧闭。两种因素共同作用引起胸膜腔内压骤然升高，使右心血液逆流而造成末梢静脉及毛细血管过度充盈扩张，并发广泛的毛细血管破裂和点状出血，甚至小静脉破裂出血。

三、临床表现及诊断

创伤性窒息的典型临床表现可概括为三点。

（1）皮肤瘀点、瘀斑：为面部、颈部、上胸部及双上肢的广泛出血点，甚至瘀斑。

（2）五官出血：可有外耳道、鼻腔出血或鼓膜穿孔、眼球外突、暂时性或永久性失明等。

（3）昏迷：部分患者可出现短暂昏迷，表现出头晕、谵妄、烦躁不安等症状。偏瘫或四肢瘫痪不常见，且均能恢复。

根据外伤病史和临床表现，诊断创伤性窒息并无困难，但必须注意身体各部位的合并创伤。当外力过大时，除可伴有胸骨和肋骨骨折以外，尚可伴有胸内或腹内脏器损伤，以及脊柱和四肢损伤，表现出相应的临床症状，亦可发生呼吸困难或休克。

四、治疗原则及预后

对于单纯创伤性窒息患者，监护期间仅需对症支持治疗，造成的广泛出血性病理改变大多能自行恢复，预后良好。合并身体其他部位创伤的患者，需及时给予综合评估并实施相应治疗，如合并血气胸患者必要时行胸腔闭式引流，甚至开胸探查止血，其预后取决于颅脑、胸腹部脏器损伤的严重程度。

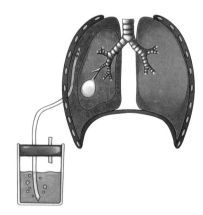

胸腔闭式引流

第五节　急性呼吸窘迫综合征

急性呼吸窘迫综合征（acute respiratory distress syndrome，ARDS）是急性呼吸衰竭（acute respiratory failure，ARF）的一个类型。早在第一次世界大战中，大批胸闷、气促的伤员查胸部 X 线片发现有"大片肺不张"。第二次世界大战期间，T. H. Burford 和 B. Burbank 等描述了开放性胸部损伤所致的"创伤性湿肺"。20 世纪五六十年代人们启用 ARDS 这个名词指成人呼吸窘迫综合征，以区别新生儿的呼吸窘迫综合征。目前认为，ARDS 是一种包括急性肺损伤（acute lung injury，ALI）在内的各种直接肺损伤因素，以及那些通过炎性介质血源性传播而间接损伤肺部的因素所致的一种急性呼吸衰竭，是一种非心源性肺水肿。

一、病因及流行病学

急性呼吸窘迫综合征并非一种独立的疾病，更多的是一种胸部创伤后的并发症。急性呼吸窘迫综合征的发生原因可分为两大类。

1.对肺泡上皮的直接损害因素

（1）误吸，创伤后的误吸或溺水，诱发弥漫性肺部感染。

（2）吸入有毒气体，如烟雾等。

（3）胸部创伤后广泛肺挫伤。

2. 肺组织的间接受损

（1）严重创伤后的休克。

（2）严重的多发伤患者（非胸部创伤的多发性创伤），如多发伤治疗过程中，肺动脉压升高和血容量增多，肺毛细血管通透性增加，发生肺泡 – 毛细血管膜的渗透性增加。

二、病理生理

ARDS 的发病机制比较复杂，包括参与反应的细胞，导致急性肺损伤的炎性介质和肺表面活性物质异常等。ARDS 的标志性病理生理变化是血管壁对蛋白质的通透性增高，导致非心源性肺水肿，可由静脉输液等引起肺间质和肺泡水肿。低灌注、缺氧、感染等均可影响肺表面活性物质的合成和代谢，迅速出现以下病理生理变化。

（1）胸部创伤后全肺的顺应性降低。

（2）由于 II 型肺泡上皮细胞受损导致肺泡表面活性物质的异常，肺泡被液体充盈导致通气量下降，肺间质水肿压缩了小气道，从而导致肺容量和功能残气量的下降。

（3）通气／血流比值失调和肺内分流增加，使气体交换和弥散功能发生障碍，继而发生低氧血症。

三、临床表现与诊断

虽然可引起 ARDS 的原发病多种多样，但肺部病理改变和临床症状却很相似。临床症状及体征常表现为呼吸频率加快、进行性呼

Management and Emergency Strategy of Chest Trauma
胸外伤应急处置及避险策略　画说创伤救治真实场景
Illustrations of Trauma in Real-Life Settings

吸困难、持续的低氧血症、发绀等，并且缺氧症状并不因吸氧治疗而改善，可咳血痰或血水样痰。

目前诊断主要依据原发病及临床表现。

实验室检查可依据以下两项：①动脉氧分压（PaO_2）≤ 60mmHg，即使吸入氧浓度（FiO_2）> 0.5% 时，PaO_2 仍 < 50mmHg；②氧合作用（指数）：PaO_2/FiO_2 ≤ 200mmHg。

四、治疗原则及预后

急性呼吸窘迫综合征的治疗主要是支持治疗。

1. 治疗原则

（1）积极治疗原发病，以纠正进一步的缺氧症状。

（2）治疗急性肺损伤，应同时注意脑、心、肝、肾、肠等多器官的支持治疗。

（3）目前尚没有有效方法纠正肺泡 – 毛细血管通透性增高和控制 ARDS 患者体内炎性反应的激活。当持续的低氧血症无法通过氧疗纠正时，患者常常需要通过气管插管、呼吸机支持通气。

（4）如患者病情较重，预计呼吸机支持治疗时间长，应积极进行气管切开或体外膜肺氧合（extracorporeal membrane oxygenation，ECMO）治疗。

（5）加强营养支持，合理使用抗生素、激素，注意血容量、水、电解质等管理。

2. 预　后

从各类文献中可以看出，ARDS 患者有较高的死亡率。大多数早期死因是原发病或原有创伤；晚期死因多为继发感染、脓毒血症、顽固性呼吸衰竭和多器官功能衰竭。

部分 ARDS 存活者中，肺功能、体力劳动、生活质量等方面有明显的下降，需要早期进行康复训练。

第三章
食管创伤

第一节　食管的解剖结构

食管藏在纵隔这个"藏宝阁"中，这个"藏宝阁"位于胸骨与脊柱胸段之间，保管着人体最重要的心脏、大血管、气管、神经等脏器。而食管作为食物运输的"交通要道"，与大血管、气管、神经和心脏等重要脏器为邻，被藏在纵隔的深处，脊柱的前方。

食管是一条长约25cm的肌性管道，上端连接喉咽部，也就是喉结下方摸不到骨头处，穿过胸腔到达腹腔，下端约平第11～12胸椎与胃的贲门相连。与生活中常见的硬邦邦的自来水管不同，食管更像一根橡胶管，能弯曲，能收缩，还有弹性。

食管一共有三处狭窄：第1处狭窄位于食管与咽喉连接处；第2处狭窄位于气管的左右支气管交界处；第3处狭窄位于穿过膈面进入腹腔位置。这3处狭窄往往容易发生异物卡顿，也是食管癌好发的位置。人吞咽食物进入食管后，通过食管肌肉的收缩向下挤压，经过贲门这个"自来水管"阀门，将食物推入胃内。食管的上1/3受自愿控制，而中端和远端1/3我们不能自主控制，也就是"全自动的"。

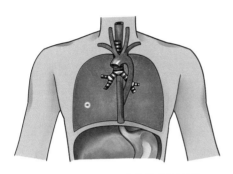
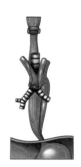

食管的解剖结构

食管如一层一层的"大葱"，一共分四层：黏膜、黏膜下层、固有肌层、外膜。其中，固有肌层对食管的结构和功能至关重要。食管由两层肌肉纤维组成：内层和外层。这两层纤维类似于"编竹笼"，内层的肌肉纤维呈横向环形走向，外层则是纵行走向。所有层面包裹在一起，构成了食管的壁。但是食管壁并不厚，也不坚韧，因此很容易被鱼骨等异物刺穿划破。换个说法，我们用手都可以轻易地掐破。

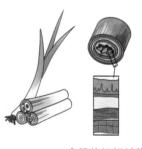
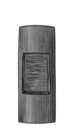

食管的组织结构

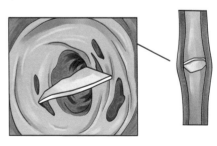

被异物刺破的食管壁

Management and Emergency Strategy of Chest Trauma
胸外伤应急处置及避险策略 画说创伤救治真实场景
Illustrations of Trauma in Real-Life Settings

食管可分为颈段、胸段和腹段。

颈段是从食管起始到进入胸部纵隔这个"房间"之间的那一段，长约5cm，前方是气管，后面是脊柱。在食管两侧紧贴着两根神经，为左右喉返神经，这两根神经跟我们说话和呼吸紧密相关，有些人做完颈部手术声音哑了，有可能就跟神经受损有关。再往两侧便是部分甲状腺及双侧颈总动脉鞘。

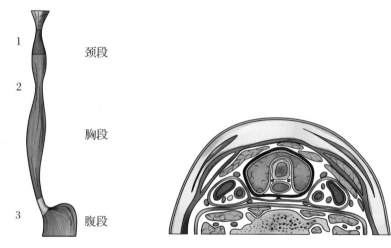

食管的3处狭窄与分段　　　　　食管颈段的解剖结构

胸段，顾名思义就是食管在胸部纵隔内穿行的一段，长18~20cm，它自上而下，一路经过气管、人体中最粗大的动静脉（主动脉及其分支、上下腔静脉及奇静脉等）、重要的神经（喉返神经、膈神经及迷走神经等）、最粗的淋巴管道（胸导管）、两肺、心包及心脏等。因此，这一段食管损伤造成周围感染或者组织损伤往往会有生命危险，后果非常严重。比如，有人因为小小的鱼骨卡住而最终死亡，这往往是因为鱼骨刺穿了薄薄的食管壁后，接着又扎穿了邻近的大动脉，导致大出血、呼吸困难或者发炎感染等，最后难以抢救。

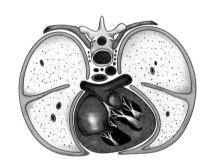

食管胸段的解剖结构

腹段最短，只有1~2cm，是食管穿过胸腔底部膈上的孔洞进入腹部后连接胃贲门的一段，其中孔洞叫作食管裂孔。这个孔洞太大或太小，都易引起身体问题。若孔太大，就像"门框"太大，我们肚子里的器官，如肠子容易通过缝隙钻到胸腔，卡住后则会引起腹痛；若孔太小，食管不得不缩窄穿过去，导致吃饭后食物下不去。

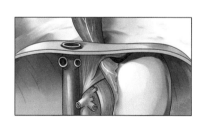

食管腹段的解剖结构

这3个不同食管区域由于附近的组织结构不同，往往具有不同的受损模式、受伤原因和临床表现。

第二节 食管损伤的表现

所有疑似食管损伤的患者都需要医生进行详细而彻底的病史采集和体格检查，同时确定相关的临床危险因素。这意味着医生会仔细询问患者受伤的前因后果并进行仔细的检查，必要时需要进行胸部 CT 检查。与食管损伤相关的疼痛往往非常剧烈，70% 的胸内食管穿孔患者的主要症状是胸痛。疼痛可能会放射到背部或左侧肩部，具体取决于受伤部位和相关的组织损伤。约 25% 的患者可出现呕吐和呼吸困难，发生比例可能会随着诊断和（或）治疗的延误而增加。皮下气肿、胸痛和呕吐（Mackler 三联征）被认为是食管穿孔的特征性表现。在多达一半的食管损伤病例中发现哈曼征，可在心前区听到收缩期的 "嘎吱嘎吱" 或 "刺耳" 声并与心跳同步。

仔细而详细地询问病史和检查可以使医生对患者食管损伤的部位和严重程度有所了解。例如，颈段食管损伤可能与发声困难、声音嘶哑、颈段吞咽困难和皮下气肿有关。然后可以根据这些临床表现，专门定制相关的影像检查。相比之下，胃食管交界处的穿孔很可能会出现急性腹痛。因此，需要进行影像学检查，重点是确定腹膜污染源。最后，胸段食管穿孔可能表现为与纵隔或胸膜刺激相关的表现或主诉。怀疑有食管损伤的创伤患者出现体温超过 38.5℃、心动过速或听诊有捻发音时，应特别注意。感染性休克可能在初始阶段后迅速发展恶化且体征和（或）症状相对较少，这一点尤其重要。

简单的胸部 X 线片检查可以发现多达 90% 的穿孔病例。尽管如此，皮下气肿的发现需要大约 1 小时，纵隔增宽和胸腔积液的发现可能需要几个小时。因此，重新评估初始检查呈阴性的患者很重要，可能在受伤后的最初 12 小时内检测到额外的食管损伤证据。

第三节　食管损伤治疗

鉴于食管损伤相对罕见，食管损伤的临床管理主要是从积累的临床病例中推断出来的。因此，通常适用于食管穿孔的以下管理策略被推广到包括穿透性和钝性外伤性食管损伤。如前所述，明确损伤部位在食管损伤的治疗中发挥重要作用，重点是胸部食管损伤。

一般而言，对食管损伤进行尽可能早、尽可能及时的诊断和管理可带来更好的预后。纵隔炎导致严重全身性脓毒症或脓毒症休克、未来愈合受损和手术计划中断的高风险强调了早期和适当管理的重要性。缺乏浆膜层使得所有类型的食管修复都比胃肠道其他部分的修复要困难得多。尽管确实存在例外情况，但最好尽快进行修复穿孔和清除渗漏。

一、非手术治疗

食管损伤的非手术治疗可能适用于几乎没有明显症状的患者。由于临床表现轻微，许多患者可能延迟诊断。在开始进食之前，可以在几天内进行食管造影以明确食管的损伤情况。必要时可以通过口服药物来缓解症状。

二、手术治疗

虽然没有前瞻性研究确定手术干预前可以完成诊断检查的"安

全窗口"，但普遍认为食管损伤是外科急症，必须加快术前检查以促进及时修复。伴随损伤的严重程度通常与延迟食管修复相关，即周围组织的炎症程度（与初始损伤时间相对）与选择初始修复还是引流相关。食管损伤时的污染程度与食管延迟修复的发病率相关。由于食管修复后的并发症发生率和死亡率主要与吻合口是否渗漏相关，因此在制定初始管理策略时应仔细考虑每一个因素。手术方式包括广泛引流、食管改道和 T 管分流，必要时可行食管切除术。

对于不适合进行初步修复或手术改道的患者，可单独使用广泛引流作为控制污染的一种选择，即在患者的胸腔内放置 1 根或数根引流管。如果引流后仍不能控制病情，可行颈段食管造口术。食管切除术很少需要作为食管损伤的治疗方法，但如果引流失败后分流造口又失败，则可能需要进行食管切除术。以单一吻合为特征的最简单和最常进行的修复是胃"上拉"。采用哪种手术方式取决于患者的具体情况，如伴随的损伤情况、管腔灌注情况。

第四节　术后护理

术后护理包括适当的监测，最初在 ICU 中进行。心血管并发症和（或）败血症的早期识别和治疗至关重要。充足的营养支持在优化临床结果方面也发挥着重要作用。应尽快开始全胃肠外营养或空肠造口喂养。首选的肠内喂养途径是通过外科空肠造口管。如果不存在食管瘘，则应在初次食管修复后 5~7 天进行造影评估。保留所有引流管直至造影评估结果证实伤口愈合。

一、手术护理的并发症

在食管损伤修复后，吻合口破裂相对频繁，这主要是风险因素众多所致。根据食管损伤的位置，这些渗漏可导致继发性伤口感染、纵隔炎、脓肿、脓胸、肺炎和败血症。在所有并发症中，与败血症相关的死亡率最高。因此，术后管理的主要目标应该是通过维持或建立广泛的引流来预防败血症。在广泛引流无法控制污染的情况下，早期识别败血症至关重要。

修复后的食管和相邻结构之间的瘘管形成可在手术后发生。当相邻结构也需要同时手术修复时，瘘管的发生率会升高。最常见的瘘是气管食管瘘，通常在隆突处或隆突上方形成，并在摄入食物或液体后出现咳嗽，最终发展为肺炎。如前所述，插入血管化组织瓣可能有助于降低发病率。常见的长期并发症包括狭窄形成和修复部位周围憩室的形成。虽然大多数吻合口狭窄可以通过内窥镜扩张治疗，但难治性病例可能需要行食管切除术。修复后也观察到憩室形成。这种憩室的治疗取决于它们的大小、位置和整体临床情况。

二、食管支架置入术

在有严重合并症的患者中，腔内支架置入术是一种在组织愈合过程中防止腔内材料接触食管壁的技术手段。虽然这项技术仍未成熟，但它可能在未来发挥更大的作用。食管支架置入术已被选择性地用于食管损伤病例，包括术中和术后吻合口瘘。支架置入术已用于胸部食管损伤的护理，效果良好。最近的一项回顾性研究显示，食管支架置入术成本更低、ICU住院天数更少、住院时间更短、恢复正常饮食更快，以及同食管损伤的死亡率相关。支架置入的时间（受伤后少于 24 小时与大于 24 小时）似乎不会影响结果。

据报道，食管支架置入术的优势包括：①患者能够进行口服补液和营养；②患者有设备移除的可能性；③能快速消除纵隔、胸膜和腹膜污染。无论在何种情况下使用食管支架，重要的是必须控制污染并充分引流。在某些情况下，可能需要使用支架置入术和胸腔镜剥脱术的混合方法。食管支架置入术最适用于孤立性食管损伤的情况。因此，支架置入术更加适用于医源性和其他非创伤食管损伤而非创伤引起的食管损伤。胸段食管损伤的支架置入术也有一些潜在的缺点，包括患者耐受性问题和支架移位的风险。

第五节　食管损伤预后

食管损伤可由穿透性和钝性创伤引起。使用 CT 扫描成像有助于确定损伤，尤其是在穿透性损伤中，进一步的检查应该及时，因为早期诊断可以帮助防止进一步的污染，降低发病率和死亡率。软性内窥镜检查和食管造影是互补的，可以提高诊断率。使用肌瓣和广泛引流进行缝合线加固的初步修复可为患者提供最佳预后。在放置食管支架后，首选通过空肠造口术进行早期肠内营养。总体而言，食管损伤的死亡率很高，需要高度警惕和积极治疗。

第四章
胸腹联合伤

第一节　膈肌的解剖结构

　　人的胸腔脏器与腹腔脏器各司其职。因为作用不同，所以需要将它们隔开，以达到"互不干扰"的状态。膈肌就像是两个楼层之间的"天花板"，隔开了胸腔和腹腔。膈肌是主要的呼吸肌，收缩时帮助吸气，舒张时帮助呼气，在呼吸运动中也起着重要作用。膈与腹肌同时收缩，则能增加腹压，协助排便、呕吐、咳嗽、打喷嚏及分娩等活动。

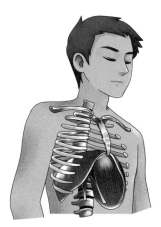

膈　肌

第二节　胸腹联合伤的类型

胸腹联合伤是一种特殊的类型的损伤，主要指胸腔、腹腔脏器及膈肌同时发生的损伤，尤其是下胸部和上腹部穿透伤、闭合性损伤容易合并胸腹联合伤。

根据致伤暴力不同，胸腹联合伤可分为开放性和闭合性两大类：开放性胸腹联合伤是某种致伤因素同时穿过胸腔、膈肌和腹腔，导致胸部、腹部脏器和膈肌同时受到损伤。乳头以下的位置受到刀伤、火器伤等锐器伤均有可能导致开放性胸腹联合伤和穿透性膈肌损伤。闭合性胸腹联合伤则是指在钝性暴力致伤下同时发生膈肌破裂，累及膈肌毗邻胸、腹两大体腔及其体腔内多个脏器的损伤，且胸腹部没有与体腔相通的开放性伤口。闭合性胸腹联合伤和钝性膈肌损伤大多数为交通事故引起，其次是高处坠落、塌方、爆震或挤压等。

膈肌所在的位置特殊，毗邻心脏、大血管和肝、脾。胸腹联合伤易累及上述脏器导致严重的出血。因而胸腹联合伤伤情危重，且伤情进展迅速。当出现胸腹联合伤时，胸部和腹部症状通常相互叠加容易导致伤情掩盖，造成漏诊、误诊，正确判断伤情、制定合理的治疗方案是成功救治该类创伤的关键。

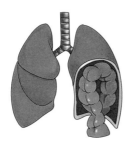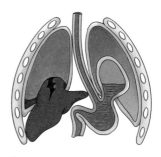

胸腹联合伤

第三节　胸腹联合伤的救治

一、入院前自救

因膈肌位置较深，且膈肌损伤缺乏显著的特征性表现，患者自行识别或一般救助者识别不作为我们追求的目标（因为实在是太难了）。肩部未有明确外伤的情况下，局限性胸腹部损伤患者可出现肩部放射痛，这或许可以作为膈肌损伤的症状性线索。

锐器伤或开放性伤导致的胸腹联合伤，患者自救：第一步，用可及的干净纸巾、毛巾或衣物捂住伤口，以减少伤口内外气体交换，也可起到止血作用；第二步，寻求他人帮助，在附近药店获取纱布、皮肤消毒液、胶带等，可进行简单加压包扎，将开放性伤变成闭合性伤；第三步，尽量减少活动，就地等待救援。

活动会增加破损的实性脏器出血；活动时胸腹间压力差增大，可加重膈肌撕裂，也可增加疝入胸腔的腹腔内容物发生嵌顿的风险。

二、入院治疗

胸腹部损伤患者由 120 救护车转送为首选；如果是社会车辆送到医院，那么急诊科是患者就诊的最合适科室，因为那里能最快会集医院的优秀快速反应队伍，联合展开诊治，各种影像学检查也能优先开通。

三、检查方法

胸腹联合伤的早期诊断应详细询问病史。根据上腹部和下胸部的解剖位置，凡低于第 4 前肋、侧胸第 6 肋和后背部第 8 肋的胸部贯通伤、非贯通伤或刀器刺伤，均有可能伤及膈肌及其邻近的腹腔脏器。损伤在左侧多累及胃肠道或脾脏，右侧多累及肝脏。

对于生命体征不稳定的患者，应在积极抢救的同时进行必要的检查，如床边胸腹部 X 线、B 超、胸腹腔穿刺等。对于有条件行 CT 检查的患者，螺旋 CT 薄层胸部 + 全腹部扫描、数字化三维图像重建是术前诊断胸腹联合伤最可靠的工具，可以明确胸腹脏器及骨骼的伤情，且可从不同视角了解膈肌破损的情况。

四、治疗方法

一旦确诊或高度怀疑为胸腹联合伤，无论膈肌破裂大小，均应在积极抢救休克、迅速纠正呼吸、循环障碍的情况下采取手术治疗。

根据伤情，正确地选择手术入路和处理受伤器官的先后顺序。手术时首先解决威胁生命最大的创伤。

一般情况下，伤口位于胸部的锐器穿透性胸腹联合伤，手术途径宜选择胸部切口，扩大膈肌切口后，修补腹腔脏器，比较方便、安全；对于钝性胸腹联合伤，若排除致命性的心脏、大血管损伤，在已有胸腔闭式引流的情况下，我们认为以腹部探查切口手术为宜。

无论是经胸还是经腹的手术，术中必须常规进行膈肌探查，尤其是肝膈面的钝性挫伤常因位置隐蔽、暴露困难而遗漏，必要时可

Management and Emergency Strategy of Chest Trauma
胸外伤应急处置及避险策略　画说创伤救治真实场景
Illustrations of Trauma in Real-Life Settings

适当延长切口或行胸腹联合切口进行探查；腹膜后脏器的损伤有时也会被忽视，要提高警惕。随着微创技术的成熟，胸部或腹部探查时都可采用腔镜入路。

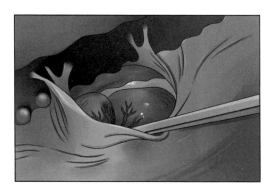

胸腹联合伤的救治

五、术后恢复阶段

　　进胸探查后，肯定会留置胸管，用来引流液体，排出气体；若患者伴有消化道损伤（食管、胃、小肠、结肠穿孔或嵌顿），还会留置胃管，帮助消化道休息；经腹手术，则会留置腹腔引流管。防止各种管道脱出是患者在术后几天会被反复提醒注意的，因为引流管脱出后重置会增加患者的痛苦，而且很难放置到直视下手术中的理想位置。

　　胸腔手术后，为了促使排痰和肺复张，是鼓励患者主动咳嗽的；而传统上腹部手术后为保护切口，是限制患者咳嗽的。当然，腔镜手术的穿刺孔出现切口裂开的风险已经大大下降。胸腹联合伤涉及膈肌修补，咳嗽冲击导致的瞬时腹压改变可引起膈肌缝合处的再次撕扯，所以患者需要减少咳嗽，肺部锻炼可以用深呼吸练习代替。

在手术后，医生会给予患者止痛药物、胃黏膜保护剂等。当然，限制饮食的情况下，肠外营养制剂（葡萄糖、脂肪乳、氨基酸）也会用于保障患者能量所需。止痛药甚至会一直沿用到出院后，尤其是伴发肋骨骨折的患者。止痛药可以帮助患者在伤后固有的疼痛期内更自由地呼吸，从而减少肺不张的发生；止痛药也可帮助患者有更好的睡眠。

手术后，医生会担心患者肺不张、肠梗阻的发生，患者可以留意自己是否有气急、胸闷、腹胀、排气或排便不畅等情况，及时反映不舒服的感受，便于医护人员诊治。

随着各项理化指标趋于正常，影像学复查排除明显的病理性异常，各种管道相继拔除，进食情况也逐步改善，患者就可以准备出院，回家休养了。

在出院前的医嘱和出院后随访中，医生会告知患者，恢复期的一些注意事项。胸腹部切口拆线时间一般是术后第9天，视恢复情况可适当延长。关于何时能够参加劳动或锻炼，要根据强度来区别对待。因为膈肌损伤的存在，相比于常规的胸部或腹部手术患者，胸腹联合伤者锻炼活动宜再延后1个月左右，一般术后1个月可以快走，术后3个月可以跑步或参加体力劳动。

第五章
纵隔创伤

第一节　纵隔的解剖结构

　　纵隔是一个大"房子"，位于胸骨后，脊柱胸段前，左右纵隔胸膜之间。"房子"的顶是胸廓上口，底是膈，整个"房子"的形态很不规则，总的看来是上窄下宽、前短后长。房子是很牢固的，所以正常情况下，纵隔位置也比较固定。

　　纵隔里有人体的"发动机"——心脏，供应着全身血液循环的动力；还有人体内重要的交通枢纽——进出心脏的大血管、气管和食管。因此，血液循环、进食、呼吸都与纵隔息息相关。"房子"里各组织器官之间紧密关联且空间有限，故发生损伤易"牵一发而动全身"，容易出现相互压迫、牵拉等，比如气管因外伤破裂，漏出的气体集聚，可能压迫食管导致进食障碍。

　　纵隔常见的疾病有纵隔气肿、纵隔血肿和纵隔感染。

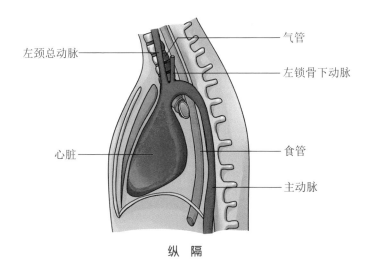

左颈总动脉

气管

左锁骨下动脉

心脏

食管

主动脉

纵 隔

第二节　纵隔气肿

案例

小明进食午餐时误吞鱼刺，胸部持续疼痛，程度不剧，未予以重视，晚上洗澡时发现胸部、颈部出现广泛性皮下气肿，于是急忙来医院就诊。

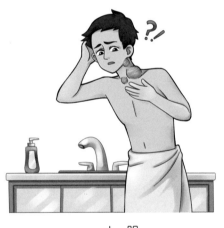

小　明

下雨天房子里可能会漏雨，纵隔间隙中有时也会漏气出现气体积聚，我们称为纵隔气肿。

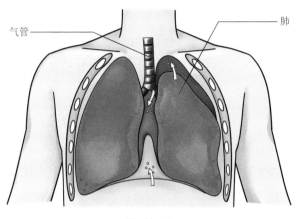

气管

肺

纵隔气肿

　　气体可来源于肺、纵隔气道、食管、颈部和腹腔等。案例中的小明可能是误吞的鱼刺戳破了食管，最终导致纵隔气肿。

　　纵隔气肿按其原因可分为自发性和继发性。

　　自发性纵隔气肿最为常见，大多继发于间质性肺气肿，最常见于青壮年男性。不过青壮年男性读者朋友们也不必害怕，此病的患者多有基础性病变，而且属于自限性疾病（就是大多数自己会好的）。该病在新生儿中也比较多见，常继发于新生儿肺透明膜病和羊水吸入。

　　继发性纵隔气肿多数与胸部创伤直接相关，就好比房子的不同部位破损导致雨漏了进来，可能的原因有：纵隔内气道破裂、食管破裂、颈部创口、膈肌裂孔进入等，需要及时处理。

Management and Emergency Strategy of Chest Trauma
胸外伤应急处置及避险策略　画说创伤救治真实场景
Illustrations of Trauma in Real-Life Settings

一、典型症状

纵隔气肿的典型症状有胸痛、气急、胸闷、呼吸困难。皮下气肿患者有时候可以在脖子上摸到肿块，触之有捻发音或握雪感，可蔓延至面部、胸部、上肢，甚至蔓延至腹部和下肢。症状的严重程度与积气多少、压迫程度、病情进展及原发病有关，病情严重者可出现血压下降、脉搏频数、颈静脉怒张，危及生命。

纵隔气肿形成后，就如石头压扁了输水管，严重影响心脏导致泵血不足，加上严重的肺水肿，可明显影响心肺功能。

二、急救处理

若有胸部创伤史患者出现呼吸困难和胸骨后疼痛等症状，伴有颈部和胸部皮下气肿、颈静脉充盈等体征，则应高度怀疑创伤后纵隔气肿。

纵隔气肿应及时前往急诊科就诊。应及时清理口鼻内异物，如压迫症状严重，呼吸极度困难急需处理时，可使用针头等锐器戳破皮下气肿排气，降低张力；应避免剧烈咳嗽，防止病情加重，若患者为幼儿，家长应注意安抚，避免患儿哭闹；若发生疑似食管破损引起纵隔气肿时，应避免进食。

若纵隔气肿治疗不及时，则可能继发纵隔感染等更严重疾病，故应及时就医。

第三节　纵隔血肿

案例

雨天开车时，小张为躲避闯红灯的行人，采取紧急刹车措施，胸口猛烈撞击方向盘后昏迷，现场急救人员发现小张出现呼吸困难、胸痛、颈静脉怒张、血压降低等症状，紧急处理后立即送往就近医院抢救。

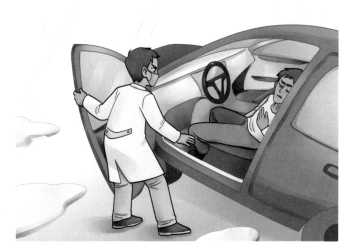

小　张

纵隔内有心脏、大血管、毛细血管等，血液循环丰富。当创伤导致器官、组织破裂出血，如心脏、大血管损伤出血，胸骨、肋骨

Management and Emergency Strategy of Chest Trauma
胸外伤应急处置及避险策略 画说创伤救治真实场景
Illustrations of Trauma in Real-Life Settings

骨折等导致纵隔胸膜小血管出血时，流出的血液聚集就会引起纵隔血肿。

常见的创伤有交通事故伤、高处坠落伤、重物砸伤、锐器伤等，常合并肋骨骨折、胸骨骨折、血气胸、钝性心脏损伤、心脏锐器伤等，所以说胸背部创伤非常容易引起纵隔血肿。

一、典型症状

创伤性纵隔血肿的症状与出血量、出血位置等有关。典型症状以伤后胸痛、胸闷、呼吸困难为主，大量出血则会有失血性休克表现。若血肿引起心包压塞，患者会出现典型的贝克三联征（心脏损伤章节已详述）；若损伤升主动脉引起主动脉夹层，患者则会出现剧烈胸痛，同时有焦虑不安、大汗淋漓、面色苍白、心率加速，但血压常不低甚至增高。

二、急救处理

若创伤性纵隔血肿患者得不到及时处理，可危及生命，故应及时拨打120，送往就近医院救治。

可采取的自救措施：①合并胸骨、肋骨骨折患者，在脱离危险环境后，应避免过度搬运，予以制动处置，同时禁食禁水，等待救援；②及时清理患者口鼻内异物，保持呼吸通畅；③安抚患者紧张情绪，记录患者情况的变化及时间。

第四节　纵隔感染

案例

　　大强在进食午餐时误吞了鱼刺，随后胸部持续疼痛，但程度不剧，未予以重视，第二天出现心慌、胸闷、呼吸困难，于是急忙来医院就诊。

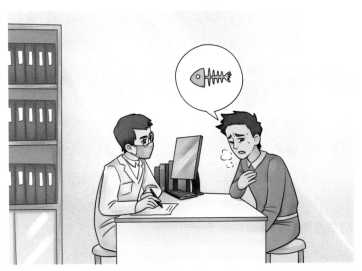

大　强

　　我们的纵隔是一座洁净的"房子"，里边有食管、气管等"通道"，外表也都干净美丽，但肚子里（即内壁上）都有一些"常住

Management and Emergency Strategy of Chest Trauma
胸外伤应急处置及避险策略　画说创伤救治真实场景
Illustrations of Trauma in Real-Life Settings

的休眠中的破坏者——定植菌。当创伤引起纵隔与外界环境贯通，或发生内壁破裂时，定植菌就会"跑"进纵隔中，引起纵隔感染，进而造成严重的后果。

除了胸部贯通伤带入细菌，引起纵隔感染的原因还有食管损伤、气管损伤、膈肌损伤等，如案例中大强误吞鱼刺后，戳破食管引起纵隔感染。

一、典型症状

纵隔感染的患者多有高热、胸痛、胸闷、呼吸困难，常诉胸背部的疼痛明显、难以忍受，可放射至颈部、耳后或整个胸部和两侧肩胛之间，不能进食等。

二、急救处理

急性纵隔感染是异常凶险的。当患者发生胸部创伤或疑似食管、气管等损伤后，出现或延迟出现高热、胸痛等症状时，应及时前往医院急诊科就诊。明确诊断为急性纵隔感染后，应当尽早开始治疗，治疗的基石为抗感染治疗和手术引流治疗。

第六章
心脏大血管创伤

第一节　心脏大血管创伤救治的艰难探索之路

心脏大血管创伤是致死率极高的一种胸部创伤。人类对于心脏大血管创伤的认知经历了一个漫长的发展过程。

早在公元前950年左右，荷马（约前9世纪—前8世纪）就在其史诗著作《伊利亚特》和《奥德赛》中多次描写到心脏创伤患者。公元前400年左右，西方"医学之父"希波克拉底（前460年—前370年）等认为心脏创伤是致命的。在随后的近2000年里，对于心脏创伤救治特别是心脏外科手术的探索几乎停滞不前。被后人称为"外科之父"的奥地利医生西奥多·比尔罗特（1829年—1894年）认为，"在心脏上做手术，是对外科艺术的亵渎。任何一个试图进行心脏手术的人，都将落得身败名裂的下场"。

直到1895年，挪威人安塞尔·卡佩兰（Ansel Cappelan）才为一位24岁男性破裂的左心室进行了历史上第一次心脏缝合手术。可惜的是这位患者在术后2天死于心包炎和贫血。1年后，法兰克福的路德维希·雷恩（Ludwig Rehn，1849年—1930年）终于完成了人类第一例成功的心脏修复手术，尽管患者仍然在术后合并了一定程度的气胸和炎症，但他最终得以痊愈并重返正常生活。

两次世界大战期间，尽管心脏大血管战伤频发，然而由于心脏修复手术的高死亡率（25%~30%），大部分医生依然建议进行保守治疗而非强制性的手术治疗。

从此，对于心脏大血管创伤在第一时间究竟应该采取"心包穿刺"保守治疗，还是外科手术治疗便成为医生争论的焦点。

20世纪90年代至今，交通伤和高处跌落伤导致的大血管心脏创伤最为常见。近年来，已得到广泛应用的心脏大血管介入治疗使得医源性创伤也成为心脏创伤的重要原因。

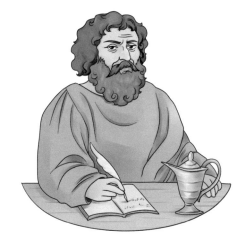

希波克拉底（前460年—前370年）

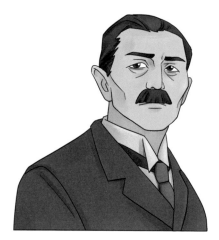

路德维希·雷恩
（Ludwig Rehn，1849—1930年）

　　那么，究竟什么是心脏大血管创伤呢？一旦遭遇后该怎么办呢？接下来就请各位读者跟随我们一同走近心脏大血管创伤。

第二节　心脏大血管创伤的解剖基础和
病理生理学机制

一、解剖学基础

上文我们提到，在纵隔这个大房间里，还居住着一个时刻在跳动着的器官——心脏。大部分人的心脏都位于胸腔中部偏左下方，坐落在两侧纵隔胸膜之间。这个拳头大小、形似桃子的器官通过与其相连接的胸主动脉、上腔静脉、下腔静脉、肺动脉、肺静脉等重要的管道，调动全身的血液流动，维持着人体的循环系统。如此重要的器官，当然要给予充分的保护措施，因此心脏还给自己披上了浆膜心包和纤维心包两层衣服。下面我们便向大家简要介绍心脏的解剖特点。

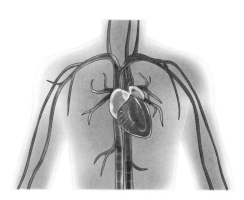

心脏位于胸腔中部偏左下方

　　每个人的心脏都披着两件衣服：一件是外面的纤维性心包，一件是里面的浆膜性心包。浆膜性心包又分为壁层和脏层，壁层紧紧贴附于纤维性心包的内面，与其共同构成心脏的"外衣"，而脏层则紧贴于心脏和大血管根部的表面，成为心脏的"内衣"。内、外衣在与心脏相连接的大血管根部移行反折，形成了一个密闭的空间，将心脏和升主动脉，上、下腔静脉，肺动、静脉的根部都保护起来，解剖学上称之为心包腔。正常情况下，心包腔内会存在少量的浆液，就像给心脏加了一层润滑液，让心脏可以无惧摩擦，自由跳动。心脏的"外衣"纤维性心包非常的结实，相当于一副铠甲，可以很好地起到保护作用，同时也可限制心脏的过分扩张。然而，当心脏和大血管因创伤导致心包腔内出现大量积液或积血时，这层坚硬的铠甲反而会压迫心脏，就是医学上所说的心包压塞。

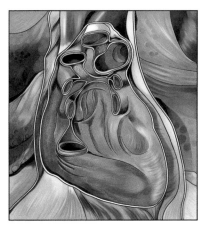

心　包

Management and Emergency Strategy of Chest Trauma
胸外伤应急处置及避险策略　画说创伤救治真实场景
Illustrations of Trauma in Real-Life Settings

　　缓缓解开心包的两件衣服，我们将看见心脏在不知疲倦地跳动着。如果按照每分钟跳动 75 次计算，一颗活到 80 岁的心脏将累计跳动约 31.5 亿次。能够胜任这样繁重的任务，还要归功于组成心脏的两类心肌细胞——普通心肌细胞和特殊心肌细胞。特殊心肌细胞负责规律地向下发送指令，普通心肌细胞则在指挥下进行有效地收缩和舒张，二者共同完成心脏的一次跳动。心脏就是由这些心肌细胞构成的中空肌性器官，其结构就像紧密相连的左右两栋二层小楼，两栋楼互不联通，二楼的两间屋子分别为左心房、右心房，一楼的两间屋子则分别为左心室、右心室。左、右心房的血液可以通过单向阀门（左侧的二尖瓣和右侧的三尖瓣）流到一楼去，而流到一楼的血液在正常情况下则不能再回流到二楼了，血液会继续通过新的单向阀门（左侧的主动脉瓣和右侧的肺动脉瓣）泵入血液运送管道主动脉和肺动脉。主动脉把新鲜的血液运往全身各处，经过体循环后，上、下腔静脉会搜集全身的血液运回右心房。而肺动脉则带着缺氧的血液经过肺脏这个"氧吧"，在这里更新后交付给肺静脉运回左心房。

　　心脏无时无刻不重复着这项工作，如果还是按照每分钟跳跃 75 次计算，则一次完整的心动周期需要 0.8 秒。虽然心室和心房的肌肉细胞并不需要在这 0.8 秒一直收缩，但它们仍然需要补充能量。怎么办呢？这群兢兢业业的心肌细胞从主动脉根部连接了两根管道，分别为左冠状动脉、右冠状动脉，这两条管道又分出许多细小的管路，把新鲜的血液第一时间运输到整颗心脏中去。一旦这些管路发生了不同程度的阻塞，心肌细胞失去了能量来源，则会随时"罢工"，整个心脏的正常跳动也会受到影响，危及我们的生命安全，这便是生活中我们经常听说的"冠心病"。

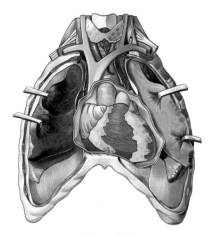

心脏的位置

　　上面我们介绍过，与心脏相连的胸内大血管有主动脉，上、下腔静脉，肺动、肺静脉等。

　　这些大血管的管腔粗，管壁厚，血容量大，一旦破损，出血很难在短时间内控制，往往会出现严重的后果。它们的根部大都包绕在心包里，如果这些血管的根部发生损伤，很容易形成心包积液。而最危险的则是主动脉的创伤，从升主动脉到主动脉弓再往下延续至膈肌处主动脉裂孔都是心脏大血管创伤可能的损伤部位。创伤性主动脉破裂最常见于降主动脉峡部，这部分主动脉存在于后纵隔内，且与后面的脊柱之间几乎无任何缓冲空间，一旦遭遇撞击，则很容易出现破裂损伤。有相关文献报道，50% 以上的主动脉破裂发生在降主动脉峡部，其次是升主动脉、主动脉弓和远端胸主动脉。古人云：祸兮福所倚，福兮祸所伏。尽管主动脉峡部容易破损，然而由于其周围空间有限，往往出血也会被及时限制，形成医学上所说的夹层、壁内血肿或动脉瘤，患者存活率反而较高，而其他部位的主动脉创伤，往往因为周围缺乏保护，出现心包压塞甚至大量血胸，短时间内即可造成患者死亡。

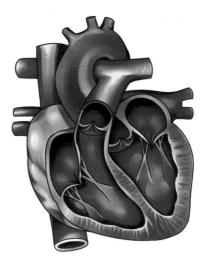

与心脏相连的胸内大血管

二、病理生理学机制

心脏大血管创伤是外力作用于机体，直接或间接传导至心脏造成的心包、心肌、心内结构、周围大血管的损伤，最严重的可以导致心脏破裂。

前面我们提到，心脏位于两侧纵隔胸膜之间这个狭小的空间内，前后都贴合着复杂交错、紧密相连的器官和结构。尽管纵隔前后有胸骨和脊柱保护，然而在遭受严重创伤时，这个纵隔内体积最大的器官往往第一个受损。心脏为了保护自己而穿着的"铠甲"（纤维性心包）和"内衣"（浆膜性心包），在受到损伤时又会成为威胁心脏安全的第一因素。仅仅50ml的心包积液，便可以影响心脏的舒张与收缩，引起医学上所说的心包压塞。然而只要及时接受治疗，将心包内的积液迅速抽出，即可改善循环，挽救生命。

当前，心脏创伤按损伤方式可分为穿透性心脏创伤（penetrating cardiac trauma，PCT）、钝性心脏创伤（blunt cardiac trauma，BCT）和医源性心脏创伤（iatrogenic cardiac trauma，ICT）。

穿透性心脏创伤多是锐器、枪械穿胸部所致。此类创伤患者往往病情危重，无法坚持被送往医院，其主要死亡原因为大出血和心包压塞，需要医生尽快实施外科诊疗制止出血，解除压迫。钝性心脏损伤的发生机制是位于胸骨与脊柱之间的心脏受到挤压，导致心腔内压力突然增加引起心肌挫伤或心脏破裂。患者最常见的非特异性症状是胸痛，但由于此类患者常合并其他器官损伤，对于一些轻症患者临床上比较容易漏诊。

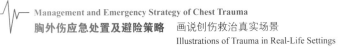
近年来医源性心脏创伤的病例屡见不鲜，特别是由心脏介入术引起的 ICT，常常合并心脏周围大血管的损伤，不过此类创伤通常能够被及时发现，得到及时处理。

心脏创伤还可引发心肌梗死。当患者因心脏创伤出现血容量不足，或心包压塞引起冠状动脉血流的缺失时，即可引起心肌组织缺氧而继发心肌梗死。值得注意的是，这种梗死灶并不一定与心脏创伤位置相同。

由此可见，心脏大血管创伤往往病情凶险，能否在第一时间接受有效的临床诊疗是影响患者生存的关键。另有部分心脏创伤初期的临床表现并不明显，患者也应尽早前往医院接受全面的体检，以免贻误治疗。

第三节　心脏大血管创伤的常见类型

一、钝性心脏创伤

当前，钝性心脏创伤（blunt cardiac trauma，BCT）主要源于交通事故。无论是机动车之间的碰撞事故，抑或是机动车撞击行人，以及为了避免事故发生而进行的紧急加速或减速，都有可能使心脏受到前胸壁和脊柱的挤压，从而导致 BCT 的发生。

据相关文献报道，高达 94% 的 BCT 是由机动车事故引起，其中有 70%～80% 的患者会合并多处其他部位损伤，如大脑、胸主动脉、肺、血胸、肋骨或胸骨骨折以及脊柱损伤等。这些合并其他器官损伤的严重 BCT 患者往往有很高的事故现场死亡率，无法坚持到被送往医院救治。

案例

小顾在骑摩托送人时与前车相撞坠地，他当时把田女士送往医院救治后自觉无事，拒绝了相关检查便自行离开，随后突然出现剧烈胸痛，血压降低，大汗淋漓，送往医院后紧急开胸手术后治疗无效死亡。

另外一种经常引发 BCT 的可能情况则是高处坠落伤。有研究指

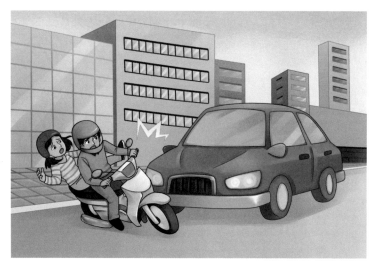

交通事故

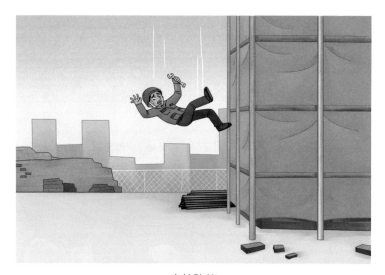

高处坠落

出，在超过 6 米的高度坠落的人群中，有 54% 的概率合并某种类型的 BCT，这高于车祸伤中 25% 的胸部创伤发生率，而且这种概率会随着坠落高度的升高而增加。广大医务人员应注意甄别高处坠落患者是否伴随某种程度的心内膜撕裂或壁内血肿。

还有一种非常特殊的情况，那就是"心脏震荡伤"，这种患者的心脏通常并无任何器质性改变，然而却可能导致最严重的结果——猝死。可能是暴力击打落在了心脏复极的易损期而引发心室颤动。我们有时会在电视新闻或球类运动比赛转播中看到，前一秒还生龙活虎的运动员，仅仅受到了轻微的胸部撞击，就立刻倒地不起，或在向前走了几步后晕倒在地，这就很可能是发生了心脏震荡伤。

在 20 世纪 90 年代这种猝死几乎是不可逆转的，通过心肺复苏或电除颤挽回生命的例子罕见。而随着对这一创伤认识的提升和体育比赛现场救援设施的愈加完备，近年来抢救成功的概率在逐步提升。这也提醒我们在进行任何体育运动时都要做好相应的防护措施，特别要保护好自己的头、颈、胸、腹部等不受损伤。

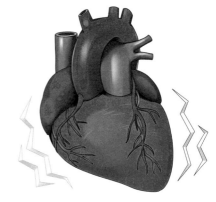

心脏震荡伤

BCT 的临床表现通常并无显著特异性，具有明显失血症状者如心脏破裂等失血性休克患者大多在事故现场死亡，而常见的心肌挫伤甚至可以在初

Management and Emergency Strategy of Chest Trauma
胸外伤应急处置及避险策略 画说创伤救治真实场景
Illustrations of Trauma in Real-Life Settings

期毫无症状。在遭遇胸部创伤后，患者必须前往医院进行全面的检查，比如心肌酶谱、心电图、超声心动图等。对于一些心内结构改变，如瓣膜或心脏间隔损伤，超声心动图可以进行明确诊断；心肌酶谱、肌钙蛋白 I 等则对诊断心肌挫伤具有指导作用。在明确诊断后，医生将根据患者的病情选择手术治疗或一般维持治疗，最大限度地保障患者的生命安全。由此可见，在遭遇任何形式的胸部创伤后，一定要及时前往医院就诊，不要认为并无特殊症状而拒绝检查。拒绝检查往往会错失最佳诊疗时机，贻误病情。同时，也提醒广大医务工作者，对胸部创伤患者是否合并 BCT 提高警惕，防止漏诊。

二、穿透性心脏创伤

案例

小王在饮酒时与社会人员发生口角，后被其用水果刀刺穿左胸中上部，当即倒地不起，自诉胸前疼痛，经120护送至医院，急诊以"开放性胸外伤，心包积液"收入院。

穿透性心脏创伤（penetrating cardiac trauma，PCT）通常指由锐利的异物穿透胸壁进入心脏所致的损伤。在现代社会，大约有 65% 的 PCT 是刀刺或枪击引起，最常见的受伤部位是右心室。60%~80% 的 PCT 患者由于短时间内的大量失血或急性的心包压塞在被送到医院前即已死亡。而对于少部分"幸运"的 PCT 患者来说，只要他们能够及时被送往医院接受检查与救治，预后会相对良好，比如对于刀刺伤患者来说，如果能及时接受外科手术治疗，抢救生还的概率高达80%~90%。

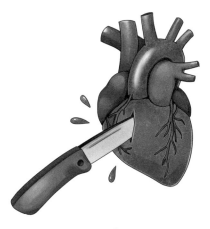

刀刺伤

对于这种严重的心脏创伤患者，心包压塞通常是排在第一位的致死原因。在真实的临床案例中，一些患者往往缺乏典型的心包压塞体征（贝克三联征，即心音遥远、收缩压下降和静脉压升高），甚至有部分患者由于受伤时间较短，心包内的积血并不多，并不会有休克或其他特殊的临床表现，这种情况在医学上称为亚临床型PCT。如果没有进行早期的手术探查，这类患者的生命体征有可能突然恶化，从而失去抢救时机。

不少朋友可能会想起影视作品中常常出现的片段，锐器穿透胸

Management and Emergency Strategy of Chest Trauma
胸外伤应急处置及避险策略　画说创伤救治真实场景
Illustrations of Trauma in Real-Life Settings

腔后"凶手"并未将其拔除，而是留在胸腔内。这种情况下是拔还是不拔呢？大部分时候的选择是：暂时不拔！留在胸内的锐器如果可以起到暂时封堵心脏破口、避免大出血的作用则应暂时留在胸腔内，等待术中拔除。也有部分学者提出，由于胸内脏器在时刻运动，随着时间的推移，留在胸腔的锐器容易导致继发损伤，必须尽早拔除。由此可见，是否该早期拔除锐器还是要由专业的医生决定，如果身边有人不幸遭遇了PCT，不要轻易将其拔除，条件允许的情况下可以将其外部截短以减少其晃动，降低内部继发损伤的风险。

总之，一旦遭遇了这种"扎心"之痛，首先要争取尽可能快速地送往医院接受急诊手术治疗，越早开启手术，生还的机会越大。医生会通过手术的方式分秒必争地划开患者的心包，解除心包内积血对心脏的压迫，同时精准地缝合心脏的创口，挽救患者的生命。

三、医源性心脏损伤

案例

宋先生长期有"冠心病"病史，这次因为自觉胸痛，同时心电图提示广泛导联ST段压低，遂决定行心脏造影检查。然而在检查过程中医生发现造影剂泄露至纵隔，立即给予凝血处理，经治疗后宋先生顺利出院。

我们应该有这样一种认识，即任何治疗措施在守护患者生命健

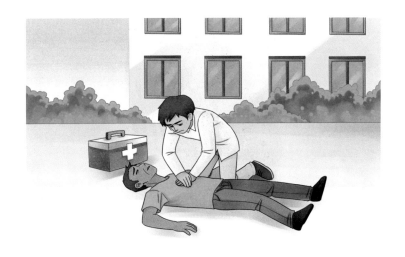

康的同时也可能对患者造成额外的伤害，即所谓的医源性损伤。例如被大家广泛熟知的心肺复苏，我们偶尔会看到类似的新闻报道，医生为了抢救患者的生命而进行有效地心外按压，结果患者的心跳恢复了，却发生了肋骨骨折。其实，在心肺复苏时，这种创伤也有可能直接作用于心脏，导致医源性心脏损伤（iatrogenic cardiac trauma，ICT），这一机制与前面提到的 BCT 是类似的。

心肺复苏

　　而更为常见的医源性心脏大血管创伤场景则存在于心脏外科手术治疗和心脏内科介入治疗之中。无论是传统的开胸心脏手术，还是现在流行的微创心脏手术、介入治疗，只要是针对心脏大血管的

Management and Emergency Strategy of Chest Trauma
胸外伤应急处置及避险策略　画说创伤救治真实场景
Illustrations of Trauma in Real-Life Settings

操作，都有可能引起相应部位的损伤。其中，介入手术引起的 ICT 主要表现为心包积液和心包压塞。好在这种情况大都能在手术室内被及时发现，医生会首先尝试通过套管针刺入心包将血流引出，如果继续出血或压塞不缓解，则可能选择心包切开引流。

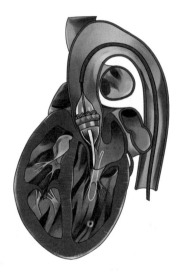

心脏介入治疗

　　值得注意的是，尽管 ICT 可能发生于胸部各类治疗措施，但好在大部分情况下医生、护士、监护设备仍在患者身边，只要医务人员提高警惕，及早发现，快速处理，一般均可较好地保障患者的生命安全。

第四节　单纯的胸部大血管创伤

案例

患者朱某因胸部外伤后出现意识不清，后清醒，自觉胸闷、气短、口渴，观察其烦躁，送医院行急诊 CT 检查，提示主动脉瘤破裂。

单纯的胸部大血管创伤既往并不多见，然而一旦发生，往往后果严重。特别是发生在主动脉区域的损伤，无论是穿透性损伤还是钝性损伤都可引起主动脉的破裂出血，患者很难获得及时有效的救治，超过 80% 的主动脉破裂患者会在事故现场死亡。而由于腔静脉、肺、动静脉根部都包绕于心包内，这些部位的损伤多合并心脏创伤，出血后的心包压塞往往是医生首先要考虑解决的问题。

近年来，随着心脏介入技术的推广，医源性胸内大血管损伤也屡见不鲜。既往，这种医源性损伤主要集中在胸外科手术中，特别是在分离粘连或

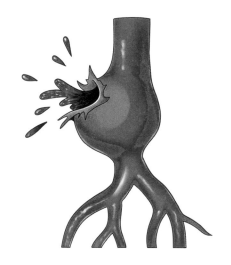

主动脉瘤破裂

Management and Emergency Strategy of Chest Trauma
胸外伤应急处置及避险策略 画说创伤救治真实场景
Illustrations of Trauma in Real-Life Settings

肿瘤时，常常导致肺动脉等胸内大血管撕裂损伤。在心脏介入手术中会使用一种防止血液凝固的药物——肝素，因此一旦出现损伤，出血将难以控制，很容易形成心包积液，而一旦这种损伤发生在主动脉区域，就可造成主动脉夹层或血肿，甚至可以直接引起患者死亡。

综上，我们和大家一起走近心脏大血管创伤，对其基本原理和常见的类型有了一个初步的认识。心脏大血管创伤往往病情严重，发展迅速，大部分患者无法坚持到被送往医院，直接失去抢救时机。而那些能早期到达医院的患者，又有一部分由于初期失血表现并不明显且合并其他部位损伤，没有引起重视，在后期突然出现延迟性的心脏破裂或心肌梗死，同样会引发严重后果。

这就提醒我们只要发生了胸部创伤，即便初期并无异样，仍要坚持前往医院就诊；医护人员在接诊这类患者时，需提高警惕，详细询问病史、密切临床观察，以早期发现患者的异常，并最终结合心肌酶学指标、心超声、心电图、胸部 CT 等辅助检查做出诊断，并给予患者相应的治疗。而对于严重心脏创伤患者，一定要及时进行开胸探查等抢救性措施，避免错失最佳治疗时机。

近年来，体外膜肺氧合（extracorporeal membrane oxygenation，ECMO）得到了较为普遍的应用。这是一种持续体外生命支持手段，通过体外设备支持心肺功能，可以在心脏"罢工"时维持血液循环，为抢救患者争取时间。作为一种有效的心肺支持治疗手段，ECMO

可为心脏大血管创伤患者提供有效的循环支持治疗。有研究表明，可将 ECMO 用于致命性心脏大血管创伤的生命维持。若能将此类体外生命辅助装置广泛用于心脏大血管创伤的救治，将进一步提升心脏大血管创伤的抢救成功率，为人民生命健康安全保驾护航。

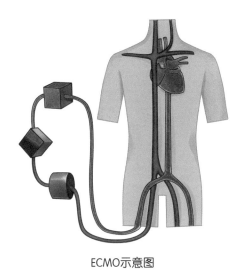

ECMO示意图

第七章
创伤患者的心理干预

本章节从创伤患者常见的身心反应、引起创伤患者心理状态的因素、创伤患者的心理卫生问题及其影响因素、创伤后心理评估与干预的目标、创伤后心理干预的必要性，以及创伤后心理评估及干预的对象、流程、注意事项等方面，对胸部创伤患者的心理干预做一个系统性的阐述。

第一节　正确认识创伤后心理危机

心理危机是一种心理平衡的短暂失调，或者一种包括抑郁和焦虑等状况的情绪不稳定，通常是由无法应对的意外事件引起的。胸部创伤事件作为一种非预料性的意外事件，可能引发患者的心理失衡。面对危机与创伤，人们往往会出现以下三种反应：

（1）能自主而有效地应对危机，并从这一创伤经历中获得成长。

（2）危机发生时暂时屏蔽了意识中的有害影响，但在今后的生活中这种影响会通过各种方式不断地出现和消失。

（3）在危机产生时心理崩溃，若不立即给予特殊帮助，他们将无法生存。

对于后两种情况，及时的心理干预能改善患者的情绪状况，避免发展为创伤后应激障碍或导致生存危机。

【小贴士：创伤后，出现心理危机是创伤后的一种正常反应，应予以正确看待，不应消极回避。一旦察觉自己或者身边的亲友出现了创伤后心理危机，应及时就医。】

第二节　创伤患者常见的身心反应

国际危机事件压力基金会（International Critical Incident Stress Foundation，ICISF）将灾后的反应分成躯体、情绪、认知、行为 4 个方面，称为重大事故后的压力反应（critical incident stress reaction，CISR）。

（1）一般的躯体反应：心跳、呼吸加快，血压上升，胃不舒服、恶心、腹泻，食欲改变、体重下降或上升，盗汗或发冷，手或嘴唇发抖，肌肉抽动，听力变迟钝，视野变窄，感觉不协调，头痛，肌肉酸痛，下背痛，哽噎感，疲累感，月经周期改变，性欲改变，对感染的抵抗力降低，过敏或关节炎突然发作，大量掉头发，其他创伤后躯体反应。

（2）需要行医疗评估的躯体反应：胸痛，心跳不规律，呼吸困难，昏厥或晕眩，不支倒下，血压相当高，身体部分麻木或瘫痪，过度脱水，经常呕吐，便血，骨折，出血。

（3）心理与情绪反应：感觉像英雄、超人，否认自己有害怕等负面情绪，焦虑、恐慌，担心自己和他人的安全，激动易怒，坐立不安，悲伤、抑郁、闷闷不乐，做噩梦或不愉快的梦，有罪恶感或无力感、无望感，觉得孤单、失落，冷漠。

（4）认知反应：记忆力出问题，失去方向感，感觉迷惑，思考和理解力变慢，计算、安排优先次序时很难下决定，注意力不

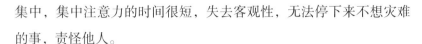

集中，集中注意力的时间很短，失去客观性，无法停下来不想灾难的事，责怪他人。

（5）行为反应：活动量改变，效率和效能降低，难以沟通，与人发生争执的频率升高，无法休息或"放下"，饮食习惯改变，睡眠形态改变，性欲和亲密关系改变，工作表现改变，间歇地哭泣，使用酒精、烟草、药物的频率增加，社交退缩、沉默，对环境十分警觉，有过度的惊吓反应，避免去或接近会触发记忆的地方，发生意外的概率增加。

（6）受灾儿童的特殊反应：过度的恐惧（如怕黑、怕余震、害怕分离或独处等），过度依赖父母亲并且害怕陌生人，忧虑或焦虑，不成熟行为增加，不愿上学或离开家门，饮食和睡眠习惯改变，有攻击行为或害羞程度增加，尿床或吸吮拇指，持续地做噩梦，抱怨头痛或腹痛，变得易怒，容易疲倦，悲伤哭泣，变得过于好动，注意力不佳。

【小贴士：经历过重大事故后可能会存在躯体、情绪、认知、行为4个方面的表现，应注意及时识别。】

第三节　创伤患者的心理卫生问题

（1）创伤后压力反应（posttraumatic stress reaction，PTSR）：是指在遭遇或对抗重大压力后，多数人都可能会有的情绪、认知和行为上的强烈反应。这些强烈反应会在受到创伤后立即发生，但大多数会在一个月内缓解。这个现象是创伤经历所产生的合理结果，而非患者心理状态原本就有问题。其临床表现包括：失眠、噩梦、性格改变、暴躁易怒、注意力不集中、对外界的人或事漠不关心、神经过敏、容易受到惊吓、失忆等。

（2）急性应激障碍（acute stress disorder，ASD）：是指由于暴露于具有极端威胁或恐怖性质的事件或情景而导致的短暂的情绪、躯体、认知或行为症状的发展。患者遭受创伤后通常在1小时内发病，一般在数天内或威胁状况消退后好转。其临床表现包括：创伤性重现体验、回避与麻木、高度警觉状态；出现如麻木、情感反应迟钝、意识清晰度下降、不真实感、分离性遗忘、人格解体或现实解体等分离症状；出现茫然、注意狭窄、不能领会外在刺激、定向错误，甚至可达到分离性木僵的程度，或者表现为逃跑、神游、情感暴发等；可出现思维联想松弛、片段的幻觉、妄想等精神病症状等。

（3）创伤后应激障碍（post-traumatic stress disorder，PTSD）：是指个体因为受到超常的威胁性、灾难性的创伤事件，而导致延迟出现和长期持续的心身障碍。其临床表现包括：创伤再体验、警觉性增高、持续回避与创伤事件相关的刺激、与创伤事件有关的认知和心境方面的消极改变；睡眠障碍、人生观和（或）价值观改变、分离症状、人际关系改变、人格改变等。

（4）适应障碍（adjustment disorder）：是指在明显的生活改变或环境变化时所产生的短期和轻度的烦恼状态和情绪失调，常有一定程度的行为变化等，但并不出现精神病性症状。其临床表现主要以情绪障碍为主，如抑郁、焦虑，也可以适应不良的品行障碍为主，这与年龄有一定联系。成年人多以情绪症状为主，焦虑、抑郁以及与之有关的躯体症状均可出现，但达不到焦虑或抑郁的诊断标准；青少年以品行障碍为主，如侵犯他人的权益或行为与年龄不符，如逃学、偷窃、说谎、斗殴、酗酒、破坏公物、过早开始性行为等；儿童则可表现为退化现象为主，如尿床、幼稚言语或吸吮拇指等。

（5）广泛性焦虑障碍（generalized anxiety disorder）：是指对于诸多事件或活动（例如工作或学校表现），表现出过分的焦虑和担心，且个体难以控制这种担心。其临床表现包括：坐立不安或感到激动或紧张、容易疲倦、注意力难以集中或头脑一片空白、易怒、肌肉紧张、睡眠障碍等。

（6）惊恐障碍（panic disorder）：是指伴有生理反应的急性而强烈的焦虑障碍。其临床表现主要是反复出现不可预期的惊恐发作。发作间期可以有以下症状：心悸、心慌或心率加快，出汗、震颤或发抖，气短或窒息感、哽噎感、胸痛或胸部不适、恶心或腹部不适，感到头昏、脚步不稳、头重脚轻或昏厥、发冷或发热感、感觉异常（麻

Management and Emergency Strategy of Chest Trauma
胸外伤应急处置及避险策略　画说创伤救治真实场景
Illustrations of Trauma in Real-Life Settings

木或针刺感），现实解体（感觉不真实）或人格解体（感觉脱离了自己）、害怕失去控制或"发疯"、濒死感。

（7）抑郁障碍（depression）：是指由各种原因引起的以显著和持久的抑郁症状群为主要临床特征的一类心境障碍。其临床表现包括：心境低落、对活动失去兴趣或愉悦感、疲乏或精力减退、失眠或睡眠过多、食欲减退或增加、精神运动性激越或迟滞、自卑自责、思维或注意力减退、反复出现自杀想法或有自杀计划、自杀未遂。

（8）自杀（suicide）：是指个体在复杂心理活动作用下，蓄意或自愿采取各种手段结束自己生命的危险行为。若灾难过后创伤久久无法复原，有些人就会因无助、无望的感觉而选择自杀。有证据表明，PTSD 是自杀的风险因素。英国的一项调查显示，PTSD 患者自杀的终身患病率为 1.9%。Davidson 等调查了一组美国人群后发现，PTSD 患者中 19.8% 有自杀企图，明显高于普通人群（0.8%）。在控制共病抑郁因素后，PTSD 中有自杀企图者仍是一般人群的 8.2 倍。其临床表现包括：情绪低落、兴趣缺乏或精力减退，愉快感丧失，不与人交流、社会功能退缩，感到自己没有价值，绝望感，自责、感到拖累家人，言语流露出自杀企图，有自杀计划，突然表现出与实际情况不符合的情绪，不寻常地拜访家人及朋友，立遗嘱、把贵重物品送人或安排家人以后的生活。

【小贴士：创伤患者可能出现多方面的心理卫生问题。如果出现前述表现，应及时就医。尤其对于有自杀企图的创伤患者，必须及时予以干预。】

第四节　创伤患者心理状态的影响因素

心理易感性是指一组促使心理障碍发生的诱因或素质，其影响因素包括遗传素质、个体体质、人格结构、以往生活经历、心理状态、文化背景、经济背景、事件发生时的发育成熟度、精神信仰、创伤发生前后的社会支持系统、创伤的严重程度。

有证据表明，除遗传因素外，教育程度低、经济状况差、家庭人口多、性别（女性风险高）、年龄（发生创伤事件时年龄越小）、婚姻状况（未婚）以及缺乏家庭支持，都会影响创伤患者心理状态。

创伤及其治疗也会对患者的心理状态造成影响。突然的创伤冲击可以引起个体的强烈的应激反应，从而使个体出现焦虑和不安，甚至情绪低落、恐惧。对创伤的回忆也可以导致患者心理及躯体反应持续存在，从而导致机体免疫功能下降，影响创伤的愈合。焦虑会影响患者的生理活动，其中以交感神经－肾上腺髓质兴奋和下丘脑－垂体－肾上腺皮质分泌增多，引起血压升高、心率增快。当应激过于强烈，不仅对神经－内分泌及循环系统产生影响，还会干扰手术及麻醉的顺利进行，影响治疗效果。此外，胸部创伤患者对治疗效果无法预知甚至会面临生命危险等因素，也会加重患者的不良情绪。同时，因为外伤性疼痛、胸腔引流管的刺激，部分患者还需要经历手术、输血等治疗，在治疗过程中患者对治疗手段的不了解及对疾病预后的担心也容易导致患者的焦虑情绪。部分患者自制力低、治疗配合度差，有些人因对创伤程度过高估计而失去治疗信心，甚至出现不配合治疗的情况。

【小贴士：不同个体的心理易感性不同。一旦察觉自己或者身边的亲友出现了心理危机，应正确予以重视，而不应认为其"小题大做"。】

第五节　创伤后心理评估与干预的目标与流程

　　创伤后心理干预并不是假定所有人均会发展成严重的心理健康问题，而是要注意到这一灾难事件的患者可能会体验到的早期的心理反应，如躯体的、心理的以及行为的反应等，某些反应会导致不能采取适应性的应对方式。

　　（1）创伤后心理干预实施人员：有创伤心理干预经验的心理卫生工作者。

　　（2）创伤后心理评估及干预的原则：遵循有关创伤后危机和康复能力研究的证据；现场评估及干预的可行性和实用性；考虑不同年龄及阶段的心理发展水平；充分考虑文化背景因素；以灵活的方式实施。

　　（3）创伤后心理评估及干预的目标：以非侵入性的和同情的方式建立联系；加强创伤患者的安全感；对情绪激动和精神错乱的患者进行安抚；引导患者说出此时需求和担忧；提供使用的援助和信息；尽快帮助患者与社会支持系统（家属、朋友、同事等）取得联系；提供适应性的应对策略，鼓励其在治疗和康复过程中扮演积极的角色；提供信息，帮助患者克服受伤所致的心理创伤；明确告诉患者如何与自己联系，并帮助他们与当地心理卫生机构、康复机构取得联系。

　　（4）心理评估干预的场所：可以在不同场所进行心理评估及

Management and Emergency Strategy of Chest Trauma
胸外伤应急处置及避险策略 画说创伤救治真实场景
Illustrations of Trauma in Real-Life Settings

干预，如创伤现场、救援人员的休息室、急诊抢救室等。

（5）创伤后心理干预适用的对象：遭受创伤事件的当事人及其家属；创伤现场见证者；造成创伤性事件的责任人；创伤性事件的救援人员。

（6）创伤后心理评估及干预的基本流程：介绍自己，询问当前的需求；保密原则；确保患者的安全与舒适；稳定情绪崩溃的患者，使其在情绪上适应；收集患者当前的需求及担忧的信息，采取个性化的心理干预措施。

【小贴士：心理干预期间应严格遵循专业人士的专业意见。他人不应对干预过程造成干扰，应尽量配合。】

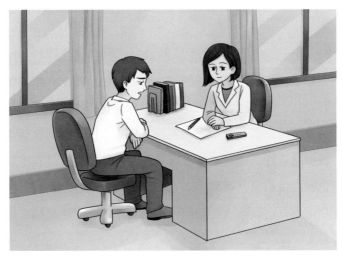

创伤后心理干预

第六节　创伤后心理干预的必要性

急性胸外伤患者承受着外伤和创伤治疗的双重痛苦，且在创伤修复后可能存在功能障碍等后遗症，给患者带来极大的心理压力。不良情绪不但影响胸外伤患者的日常生活，也会影响疾病的转归。在及时有效的治疗条件下，积极采取有效的心理干预可以帮助患者改善不良情绪，降低交感神经张力，使机体维持在一个良好的状态，有利于重建适应性行为。同时也可以降低急性心理危机或创伤的风险，稳定或减少心理危机或创伤对个体的直接严重的后果，从而促进个体从创伤性事件中恢复。

【小贴士：应正确认识并足够重视心理干预在创伤治疗整体过程中的重要作用。】

第七节　创伤后心理干预的模式

危机干预模式主要有以下三种：平衡模式、认知模式和心理社会转变模式。

（1）平衡模式：危机中的人通常处于心理或情绪的失衡状态，在这种状态下，原有的应对机制和解决问题的方法不能满足他们的需要。平衡模式的目的在于帮助人们重新获得危机前的平衡状态，因此也尤其适用于危机的早期干预。

（2）认知模式：该模式的基本原则是，通过改变思维方式，尤其是通过认识其认知中的非理性和自我否定的部分，通过获得思维中理性和自我强化的成分，人们能够控制自己生活中的危机。在危机事件中，人们通常会给予自己否定和扭曲的信息，导致其对情景的内部感知越来越消极，以至于没有意识到其中还有积极的成分。危机干预的任务就是通过练习实现新的自我对话，使个体的思想变得更为积极和肯定，以取代旧的、否定性的自我对话。

（3）心理社会转变模式：认为危机不是一种单纯的内部状态，而是涉及个人以外的环境，包括同伴、职业、家庭、宗教等均是影响心理的外部维度。危机干预需评定与危机相关的内部及外部困难，以帮助人们选择替代现有行为、态度和使用环境资源的方法。

【小贴士：专业人士会根据不同事件、不同个体的特点选择不同的心理干预模式，我们应予以充分理解。】

第八节　常用的心理治疗方法

（1）认知行为治疗（cognitive behavior therapy，CBT）：是由阿伦·特姆金·贝克（A. T. Beck）在20世纪60年代发展出的一种有结构、短程、认知取向的心理治疗方法，主要针对抑郁症、焦虑症等心理疾病和不合理认知导致的心理问题。它的主要着眼点放在患者不合理的认知问题上，通过改变患者对己、对人或对事的看法与态度来改变心理问题。

（2）理性情绪疗法（rational-emotive behavior therapy，REBT）：是由美国心理学家阿尔伯特·埃利斯（Albert Ellis）于20世纪50年代创立的。理性情绪疗法的治疗整体模型是"ABCDE"，是在埃利斯的"ABC理论"基础上建立的。他认为人的情绪和行为障碍不是由于某一激发事件直接所引起，而是由于经受这一事件的个体对它不正确的认知和评价所引起的信念，最后导致在特定情景下的情绪和行为后果，这就称为ABC理论。

（3）现实主义疗法（reality therapy）：最初是威廉姆·格拉瑟（William Glasser）在1965年提出来的，到20世纪80年代逐渐完善起来。该疗法的精髓在于"要求个体接受自己的行为，并对自己的行为负责，从而帮助他们获得成功和快乐"。适用于任何有心理问题的人，包括轻微的情绪困扰到严重的精神退缩的人群，主要的治疗技术有角色扮演、制订计划、承诺、拒绝借口、运用幽默、提

Management and Emergency Strategy of Chest Trauma
胸外伤应急处置及避险策略 画说创伤救治真实场景
Illustrations of Trauma in Real-Life Settings

供榜样、语言刺激、步步跟进。

（4）人本主义疗法（humanistic therapy）：通过为求助者创造无条件支持与鼓励的氛围，使其能够深化自我认识、发现自我潜能并且回归本我，求助者通过改善"自知"或自我意识来充分发挥积极向上的、自我肯定的、无限地成长和自我实现的潜力，以改变自我的适应不良行为，矫正自身的心理问题。人本主义疗法中最著名的是卡尔·罗杰斯提出的来访者中心疗法。罗杰斯认为，治疗的目的不仅仅在于解决来访者眼前的问题，而是在于支持来访者的成长过程，以使他们能更好地解决他们目前甚至是将来面临的问题。

（5）物理治疗：包括经颅直流电刺激（transcranial direct current stimulation，tDCS）、重复经颅磁刺激（repetitive transcranial magnetic stimulation，rTMS）、无抽搐电休克（modified electra convulsive therapy，MECT）、电子生物反馈治疗等。

【小贴士：心理干预过程中可能会综合采用多种治疗方法，包括一些物理治疗方法。应予以与积极配合。】

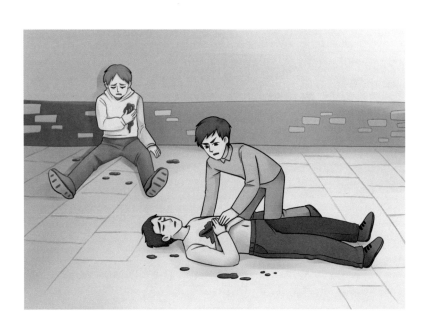

下 篇

画说创伤救治
真实场景

第八章
食管异物

　　小吴接儿子回到家，为了奖励儿子在本次考试中取得的优异成绩，小吴给儿子买了一桶炸鸡。进餐过程中儿子开心地向小吴分享学校的趣事。忽然，儿子咳嗽了两声，并用手捏了捏脖子，说："爸爸，好像有什么东西卡在我喉咙里了。"儿子继续清了清嗓子，想把这喉咙里的东西咳出来，但并没有什么作用。小吴看了看桌上的炸鸡，心说："可能是鸡骨头卡在食管里了"。小吴告诉儿子不能喝醋、吞饭团等。小吴检查了儿子口腔里没有看见鸡骨头，他立即

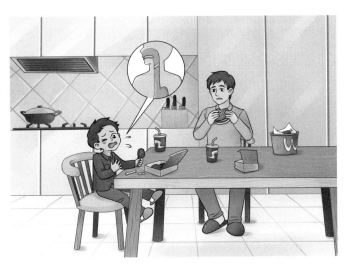

小吴和儿子两人一起吃饭，儿子误咽鸡骨头

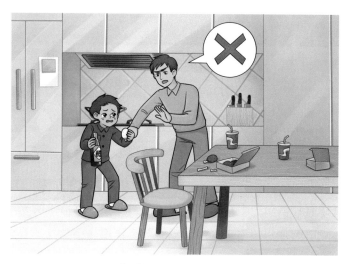

小吴告诉儿子不能喝醋、吞饭团

带着儿子前往医院。

　　五官科医生检查了小吴儿子的咽喉部也没有发现有鸡骨头，随即建议小吴儿子进行胸部CT检查，果然发现鸡骨头卡在食管的上段。五官科医生赶快联系了胃镜室的医生和胸外科的医生。医生们商量了一下后决定先在内镜下取食管内的鸡骨头。他们把小吴儿子护送到胃镜室，当胃镜室医生从小吴儿子的上段食管中小心翼翼地取出鸡骨头时，胸外科医生长长地舒了一口气，告诉小吴："还算幸运，多亏你及时把小孩子送到医院了，要是用土方法，如吞饭团、喝米醋、喝橄榄油等，后果将不堪设想，可能引起食管破裂、大血管损伤，进而引发大出血而危及生命"。小吴也暗自庆幸，平时多学点医学知识可以救人，还可以自救呢！

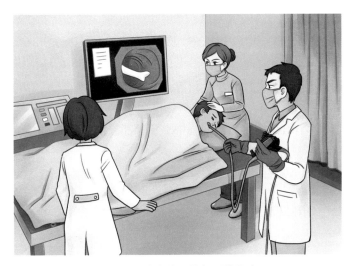

小吴儿子的食管异物经胃镜取出

原则：吃饭时不可嬉哈打闹，以免误咽异物至食管。

禁忌：食管异物千万不能采用喝米醋、吞饭团、喝橄榄油等土方法，应及时到医院就诊取出。

第九章
急性运动损伤

周日，小山在小区的篮球场中准备和邻居们打篮球。

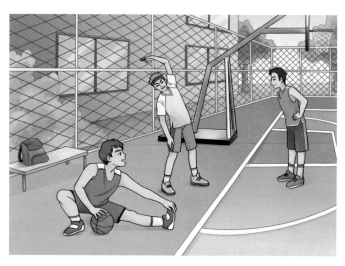

小山和小高在社区篮球场做热身运动

在做拉伸动作时，瘦高个的小高突然感到右侧胸部一阵胸痛，随即感到有点胸闷。

小山告诉小高去休息一下，小高认为是拉伸动作过程中拉伤了，不影响打篮球。

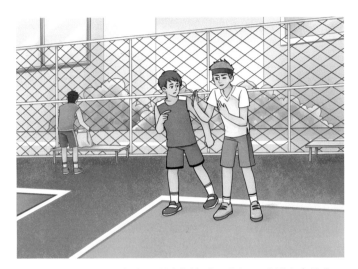

小山看见小高捂着右侧胸口说右侧胸痛、胸闷，建议小高休息，小高说不碍事

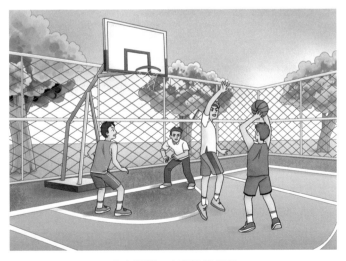

小山投篮，小高跳起拦球

Management and Emergency Strategy of Chest Trauma
胸外伤应急处置及避险策略 画说创伤救治真实场景
Illustrations of Trauma in Real-Life Settings

没多久小高就感到了明显的呼吸接不上气，表情痛苦，并倒在地上，呼吸短促。小山立刻跑到让小高旁边，嘱咐小高躺着不动，看着小高呼吸困难，小山认为是在运动对抗过程中小高的肺破裂，发生了气胸。

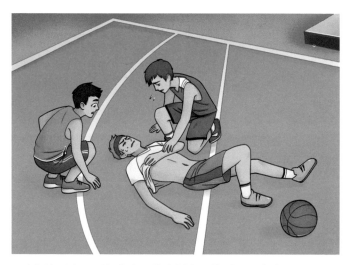

小高倒在地上用手捂住自己的右侧胸口并诉明显疼痛，小山掀起
小高的球衣，进行右侧胸部的视诊

邻居们立即将小高送往附近医院，在急诊做了 CT 等检查，胸外科医生告诉小山他们，小高是右侧的肺大疱破裂，它好发于瘦高个的年轻人，可能是拉伸过程中发生了自发性气胸。

在返回的途中，小山感觉自己的胸口肌肉有些许疼痛，稍加按摩可以些许缓解。"可能是扶起小高的时候拉伤了吧"，小山想着，

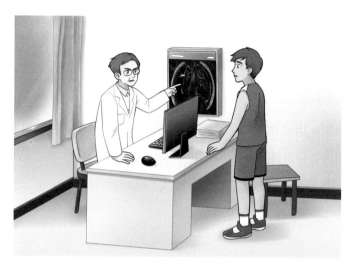

医生给小山解释小高为"自发性气胸","自发性气胸"好发于
瘦高个

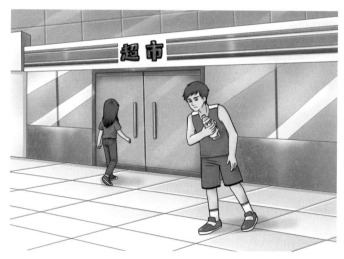

小山用冷饮敷在胸口肌肉疼痛的地方

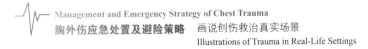
Management and Emergency Strategy of Chest Trauma
胸外伤应急处置及避险策略　画说创伤救治真实场景
Illustrations of Trauma in Real-Life Settings

就近前往边上的便利店买了一瓶冷饮，隔着轻薄的衣物敷在了感到疼痛的地方。

原则：运动过程中发生胸闷气急时，应考虑到肺破裂等情况，应叮嘱患者平卧休息，呼叫 120 至就近医院。

禁忌：发生胸闷不适时回家休息不就医。

第十章
火　灾

　　小胡在商场逛街时，突然闻到一股烟味，同时火警响起，周围人立刻恐慌了起来。

　　这时商场安保人员从办公室跑出来，按安全出口指示，引导人员沿火灾相反的方向撤退。小胡边拨打了 119 火警电话，报告了火灾地点商场的位置；安保人员招呼身边人不要乱跑，有序往安全出口撤退，并阻止人员乘坐电梯。

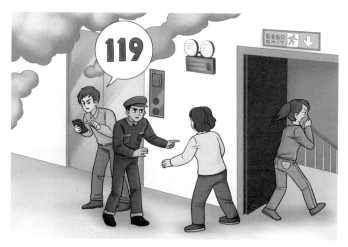

小胡拨打119火警电话，安保人员提示安全出口。

Management and Emergency Strategy of Chest Trauma
胸外伤应急处置及避险策略 画说创伤救治真实场景
Illustrations of Trauma in Real-Life Settings

看见有几个安保人员朝着火灾的地方奔去，小胡赶紧提醒安保人员，打湿自己的外衣，用以捂住口鼻，然后先去关掉电闸，不要过分靠近火灾现场，估计消防队员应该马上到达现场了。

原则：用沾水毛巾或者衣物捂住口鼻，俯身避烟雾，寻找安全出口，保持镇静，呼叫 119 救援。

禁忌：乘坐电梯或者往高处跑，过于惊慌，消耗氧气和体力，原地不动等。

这时，一位商场工作人员小文跟跟跄跄地从火灾现场出来，小胡看见后赶紧跑过去，和一名安保队员一起把小文扶到安全地带。原来小文一直在里面组织人员撤退，并试图用灭火器灭火，直至他感到烟雾弥漫，影响了他的呼吸，他才随手拿了条毛巾，用茶杯的凉开水打湿，捂着口鼻、半俯着身体跑出来。估计是吸入了过多的烟雾，出来的时候已经感到头晕眼花，多亏碰到了小胡他们。小胡立刻呼叫了 120，同时俯身查看了小文呼吸、脉搏等生命体征，并要来了水和毛巾，沾湿后为其擦拭脸部烟雾颗粒，解开衣物通风透气，等待 120 的救援。

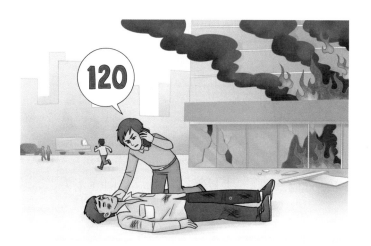

火灾中的气道损伤主要是吸入性的热损伤，其次为烟雾（包括一氧化碳、二氧化碳、各种有毒烟雾）及缺氧后的窒息，应让小B平躺，保持呼吸道通畅，平静呼吸

原则：及时查看生命体征，清水洗涤口鼻烟雾残渣并降温，呼叫 120 救援。

禁忌：用力拍打呼叫伤员，制造恐慌等。

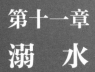

第十一章
溺　水

　　小安路过一片池塘时，突然听到一阵呼救声和嘈杂声，只见一名十五六岁的少年小曲在离岸边四五米的水里挣扎，两位大人脱了上衣下水靠近他，应该是去救他，小安也立刻冲了上去。

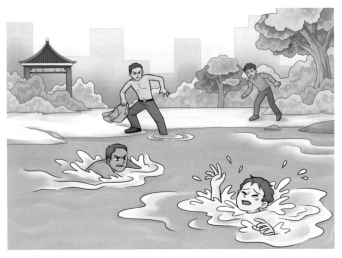

小安看见两位大人在湖边救护小曲，也立刻冲了上去

　　当小安到达岸边时，小曲已经被救上了岸平躺在地上，小安马上脱了自己的上衣盖在小曲身上，只见小曲呼吸短促，腹部微涨，意识模糊。小安立刻拨打了 120 呼叫救援，同时用手指触摸小曲的颈动脉查看脉搏情况，发现脉搏尚存但是较为微弱，说明小曲虽然溺水，但未发生呼吸心搏骤停。

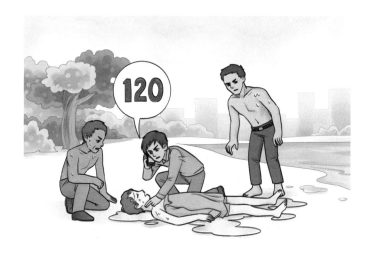

小安让小曲平躺，判断小曲有呼吸、脉搏，同时拨打120

原则：查看患者呼吸、心跳等生命体征，并第一时间呼叫 120，准确汇报救治地点及患者病情，给溺水者平躺、保暖等。

禁忌：不第一时间判断生命体征，随意按压胸腹部；倒背溺水者奔跑；向 120 汇报地点错误。

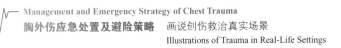
　　小安发现小曲的口腔里有一些污泥、杂草，立即和另外两位大人一起将小曲向右侧翻身，轻轻地拍背，帮助小曲将头侧向右侧，嘱咐小曲吐出口中异物，又慢慢地扶着小曲坐起来。之后在120抵达前，小安一直陪伴小曲身边，密切观察其呼吸、脉搏的情况，并保持对话使其尽量清醒。

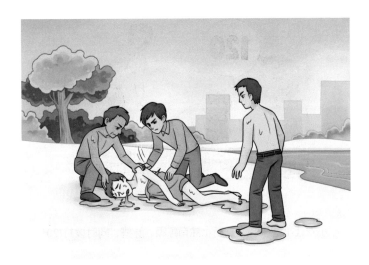

小安和两位大人帮助小曲向右侧翻身，并嘱咐小曲吐出口中污物

　　原则：保持气道通畅，清理口鼻异物时头侧向一边，以防误吸、误咽。

　　禁忌：将头部前倾，大呼大叫制造恐慌，随意改变伤员体位等。

　　送小曲上救护车后，两个大人说，看起来小孩子没问题了，应该可以不用去医院了吧？小安给两位大人解释：溺水的过程中会有呛咳等情况，脏水会被吸入肺部、吞入胃部，所以会很容易并发肺部细菌感染，严重的还会有呼吸急促、呼吸窘迫呢！这样的患者很多还要上"呼吸机"救治！两位大人禁不住频频点头感叹：溺水者的救治还有这么多学问啊！

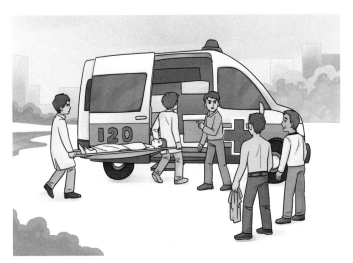

120医护人员将小曲抬入救护车，小安向两位大人解释，尽管小曲情况还好，还是应该去医院作进一步的检查，以防肺部疾病加重

原则：溺水者即使没有心跳呼吸停止，也均需送医院作进一步检查处置。

禁忌：因为溺水者意识清醒，就不去医院作进一步检查，径自回家。

第十二章
器械伤

　　小赵路过一个巷子时，突然听到有人呼喊"救命"，立即冲了进去，发现两个人受伤，小冰右侧胸壁有伤口，向外流着鲜血，躺倒在地上；小陈背靠墙坐在地上，双手捂着一把水果刀在左侧胸壁，两人都痛苦地呻吟着。小赵意识到事态严重，立马拨打了110和120，并分别查看两名伤员的伤势。

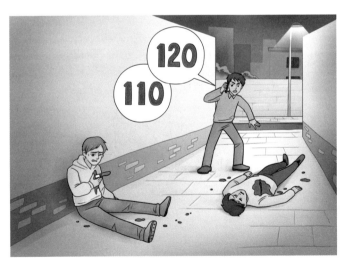

小赵发现伤者倒地

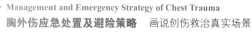
Management and Emergency Strategy of Chest Trauma
胸外伤应急处置及避险策略　画说创伤救治真实场景
Illustrations of Trauma in Real-Life Settings

原则：同时拨打110和120，保护现场。

禁忌：单独追赶嫌疑人，随意破坏现场。

　　小赵首先查看小冰右侧胸壁的伤口，可以听见小冰的右侧创口有气体进出的声音，并见其呼吸急促，面色苍白，怀疑因水果刀捅进了胸腔。小赵立即让小冰用右手手掌压住自己的上衣覆盖住伤口，并嘱其放松，平躺，缓慢呼吸，告诉他救护车马上抵达。

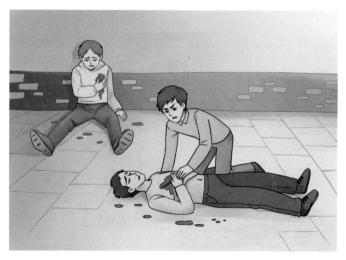

小赵查看小冰、小陈的病情，并初步处置创口

原则： 首先查看伤重者生命体征，胸壁伤口压迫止血，同时变开放性气胸为闭合性气胸，为伤者取平卧位。

禁忌： 让伤员频繁移动上身为其翻身、喂水等，闭合伤口后不加压。

处理好小冰后，小赵马上查看小陈的情况，小陈自述被人用水果刀刺中左侧胸部，因为用力夺刀，导致水果刀留在了胸部。伤人者因为看见小赵过来了，就仓皇跑掉了。此时小陈有轻微的呼吸困难，并在吸气时疼痛加剧。小赵嘱其放松心情，坐在地上不要动，并告诉小陈千万不要拔出水果刀，救护车马上就到。

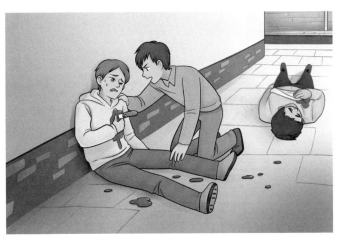

小赵安抚小陈

原则： 正确处理创口锐器，切勿随意拔除锐器。

禁忌： 拔除锐器，随意翻动伤者等。

　　一个月后，小冰、小陈通过媒体找到了救了他们的好心人小赵，并送上了一面锦旗。小冰说当时水果刀捅到右侧胸腔和肝脏了，医生说是"胸腹联合伤"，多亏小赵及时拨打了 120，手术及时才捡回一条命。小陈接着说："是啊，水果刀当时刺中了我的心脏左侧，医生说多亏当时没有拔出水果刀，不然后果不堪设想"。小赵也由衷的替小冰和小陈他们感到高兴。

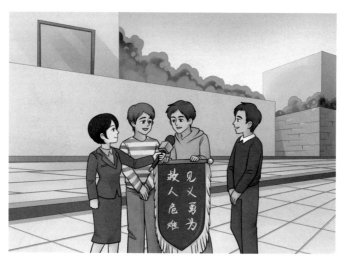

小冰、小陈通过媒体找到了对他们有救命之恩的小赵

原则：胸部刀伤患者一般都较重，需要及时送当地较大的医院。现场应把患者的开放胸壁变为闭合，预防呼吸不适。

禁忌：随意拔出胸壁锐器。

第十三章
地震、塌方

　　小方和儿子在电视前观看新闻。新闻里报道着某地昨日发生地震的消息，同时播放着现场画面：消防人员正利用硬质担架将一些伤员搬运至开阔地带进行临时医疗处理的画面。小方问儿子："遇见这种周围环境很危险的情况，如果你想救人的话，那么第一件事是做什么呢？"儿子兴奋地说："要保证自己和别人的安全！"小方欣慰地摸了摸儿子的头，笑道："没错！安全第一。"

　　画面里医务人员正在处理伤员被压伤的下肢，同时不断请伤员对挤压具体情况的进行回忆，并对伤员的全身情况进行评估。在初步清理伤口后利用夹板等固定患者的肢体，固定妥当后对伤员进行转运。

原则： 确认周围环境安全，沉稳冷静呼叫救援。

禁忌： 惊慌失措，大喊大叫，置自身于危险之中。

　　这时电视画面中闪过一个小孩被救出的场景，救护人员小心翼翼地把小孩放到担架上，慢慢地抬出倒塌的房屋，镜头里只见小孩

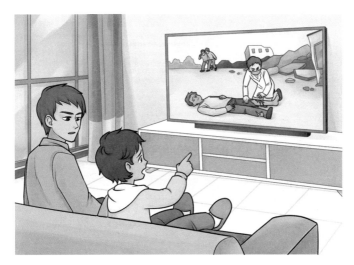

小方和儿子正在看电视中关于地震报道：医务人员正在处理一个伤员被压伤的下肢，在初步清理伤口后利用夹板等固定患者的肢体，固定妥当后对伤员进行转运

的头面部呈紫红色，看着小孩子有点软弱的样子。小方马上给儿子解释：这个小孩子估计是"创伤性窒息"，应该是房屋倒塌时重物挤压了胸部和上腹部，同时因为这个小孩子声门紧闭，引起胸内压骤然升高，从而并发头面部、颈部广泛的毛细血管破裂和点状出血，甚至小静脉破裂出血，使头面部、颈部皮肤出现紫红色皮下淤血点，有时候还会引起脑出血和五官出血。

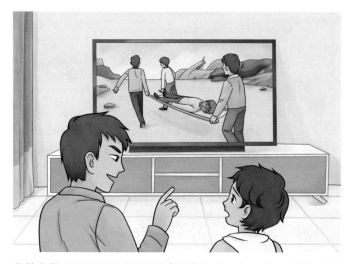

救护人员小心翼翼地从倒塌的房屋中抬出一个小孩，小孩的头面部呈紫红色，小方给儿子解释什么是"创伤性窒息"

儿子一知半解地抬着头问道："爸爸，这个病很严重吗？这个小哥哥会救回来吧？"小方肯定地说："能。"儿子开心地说："爸爸，医生可真厉害！"

原则：初步评估病情、妥善平稳救治。

禁忌：随意背运、拖拉伤员。

第十四章
高处坠落伤

小钱是一名临床医学专业研究生。

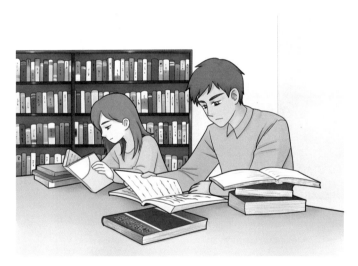

小钱在图书馆自习

有一天，他在前往医院上班的路上，路过一处工地时，发现围着一群人，伴随阵阵痛苦的呻吟声。"一定是有人受伤了"，小钱立刻冲到了人群中。

小钱发现一名工人直直地躺在地上，无法动弹，脸色苍白，呼吸急促。小钱随即询问边上的几名工友，他们回忆了事故的整个发

Management and Emergency Strategy of Chest Trauma
胸外伤应急处置及避险策略 画说创伤救治真实场景
Illustrations of Trauma in Real-Life Settings

生过程：工人小兵在 10 米高的脚手架上正常施工，突然踩空背部着地跌落到了地面，小兵感到背部疼得厉害，不让工人们去动他。了解情况后，小钱立即拨打了 120。

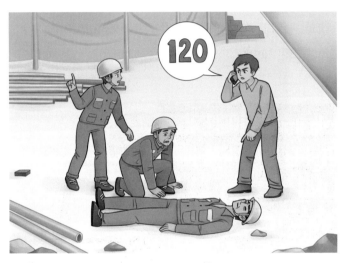

了解了大致过程，小钱立即拨打了120

原则：了解事故发生大致过程，立即拨打120，尽可能详细描述事故过程和伤员情况。

禁忌：报错事故发生地点，随意摆动伤员。

小钱立刻蹲下查看伤员小兵，呼唤他并且询问他目前的主要不适，好在小兵尚有意识，但是自述胸背部剧烈疼痛，而且胸闷喘不上气，小钱告诉小兵他是附近某医院的医生，让小兵不要紧张，他招呼 4 个工友一起平平地抬起小兵，轻轻的放在一个门板上，抬出现场后，小钱轻轻地按压了一下受伤背部，小兵顿时疼痛加剧嚎叫不止，根据症状判断小兵可能有背部的肋骨骨折、胸椎骨折。这时，救护车也到了现场。

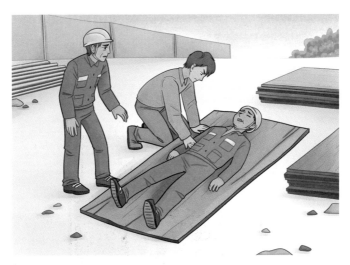

小钱查看小兵，小兵说背疼。并吩咐工人们平抬小兵到安全的平地

原则： 判断伤员生命体征和意识，了解伤员主要不适。

禁忌： 检查动作过大，加重疼痛，言语引起伤员焦虑，制造恐慌等。

Management and Emergency Strategy of Chest Trauma
胸外伤应急处置及避险策略　画说创伤救治真实场景
Illustrations of Trauma in Real-Life Settings

　　小钱向救护车随车司机介绍自己的医生身份，并和救护车一起把伤者送到附近某医院。路上小钱已经向医院的抢救室医生汇报了小兵的病情，医院抢救室的医生给小兵开通了绿色通道，马上安排了胸部的增强 CT，结果让医生们大吃一惊，原来小兵除了背部的多发肋骨骨折和胸椎 8 骨折外，胸主动脉还有破裂出血。经医院的 DSA 血管介入治疗后小兵被救了回来，但事后还是让小钱后怕不少：万一没有及时救治，万一当时被工友们翻身抬伤员体位错误……

　　小钱觉得作为一名医生向大众科普医学知识也是非常重要的。

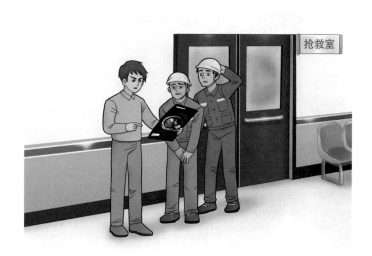

小钱查看CT片向工友们解释伤员胸椎骨折、肋骨骨折，及胸主动脉破裂出血情况

原则：现场救治伤员时给伤员制动，平卧位，保持呼吸道通畅，有条件以予以吸氧和呼吸支持。

禁忌：让伤员翻身等动作过大，使其焦虑等。

第十五章
交通伤

　　小郑是一名饭店的店主，饭店开在一条国道线的十字路口边，平时有很多司机都会光顾他的饭店，因为经常与司机师傅们打交道，小郑也了解了很多关于车祸交通伤的故事，因此他在闲暇之余也学习了一些关于交通事故的伤员急救知识，本以为这些知识只是自己感兴趣，可能永远都用不到，直到……

　　一个初夏的早晨，8点钟左右，正是行人上班和车流的最高峰，因为是国道，所以来往的车辆速度都比较快，好在有交通指示灯，交通秩序还是井然有序。突然，门口传来"砰"的一声巨响，紧接着又是一阵刺耳的刹车声和"咣"的一声巨响。小郑循声跑到门口，只见一辆电动车侧翻在地，一名戴着头盔的车主躺卧在不远处，一动不动，后方十米处还停着2辆小轿车，分别车尾和车头受损严重，"应该是前车撞了电动车，急刹又被后车追尾了"，小郑凭着经验大致判断出了事故的发生过程。

　　小郑迅速地跑到现场，眼看被撞电动车主（小江）倒地受伤严重，呼吸急促，前车司机（小韩）已下车紧张地看着小江。后车司机（小丁）正目瞪口呆地坐在驾驶室里大口地喘着气。小郑马上拿出后车的三角警示牌放于车祸现场后方50米处，并立即拨打了120和110，简明阐述了事故时间、地点、过程以及受伤人数。初步估计救护车至少要 10 分钟后才能抵达，小郑明白他需要做些什么了。

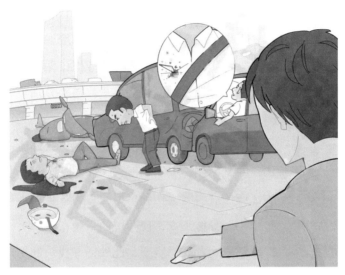

小郑初步判断车祸现场情况

原则：判断事故发生原因，尽可能用手机拍照留下证据。在保障自身安全下，协助安装事故车辆警示牌，同时拨打 120 和 110，尽可能清楚地描述事故情况。

禁忌：在不了解情况下靠近现场，大喊大叫制造恐慌，汇报情况时紧张、言语不清、夸大事故情况，甚至汇报错误信息。

Management and Emergency Strategy of Chest Trauma
胸外伤应急处置及避险策略　画说创伤救治真实场景
Illustrations of Trauma in Real-Life Settings

　　小郑打完救援电话后，立即返回了事故现场，请两位年轻的围观者协助自己救助伤员，并告诉其他围观群众远离事故现场撤离到路边，以免影响救援或发生二次伤害。然后，依次查看了电动车主和两位司机的伤势，发现电动车主（小江）已经倒地昏迷，应该伤势最重；简单交流后判定前车司机（小韩）伤势较轻；后车司机（小丁）因挡风玻璃破碎，部分插入胸壁血流不止。随即分别对每个伤员进行紧急救援。

　　小郑仔细观察了小江的伤情，发现他头盔破裂，头部流血，昏迷不醒，脉搏微弱，并且左侧胸壁明显凹陷，伴随呼吸时胸壁起伏反常，小郑判断小江应该有颅脑损伤和多根肋骨的骨折，小郑首先脱下自己外套，垫于小江身体下方，使其缓慢平躺在衣物上，然后将衣物上方绑定，用于固定和支撑胸壁；此外，寻找头部伤口，用干净面料盖住伤口用于止血；其间，小郑告诉一位救助者不停呼唤小江，希望他能恢复一点意识，清醒过来。

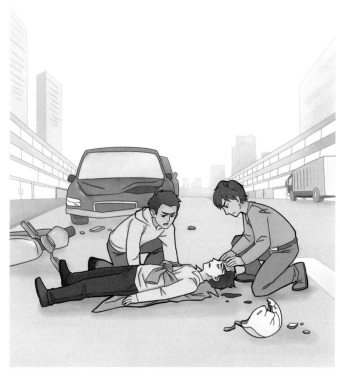

查看伤员情况，疏散围观人群，按病情轻重分别救援每名伤员

原则：查看伤员情况，初步判断病情轻重，督促无关人员尽快远离现场。

禁忌：站在马路中间围观，尚未安装警示牌前就开展救援。

处置好了伤情最重的小江，小郑随即前往后车车主小丁的身边，发现小丁神志清醒、呼吸急促、表情痛苦，右侧胸壁有伤口和玻璃碎片，随着伤员的吸气，伤口还有"呼哧呼哧"的声音，往外冒血泡，考虑为开放性气胸。小郑迅速打开车门，脱去伤员上衣，安慰小丁，缓解其躁动情绪，扶其走出驾驶室，平躺在地，并快速用一位救助者的外衣叠厚覆盖在伤口，并让救助者用手轻按住覆盖物，尽可能地减少伤口的气体进出，将开放性气胸转变为闭合性气胸。

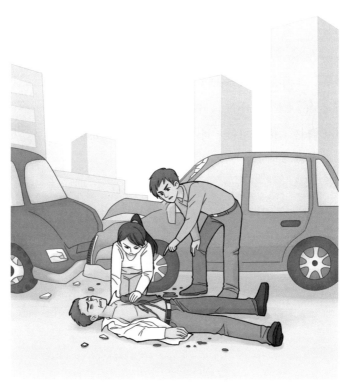

救治后车司机伤员小丁

Management and Emergency Strategy of Chest Trauma
胸外伤应急处置及避险策略　画说创伤救治真实场景
Illustrations of Trauma in Real-Life Settings

原则：闭合伤口，固定胸壁，维持呼吸，制动肢体，头部和身体呈直线平躺，时刻观察呼吸、脉搏。

禁忌：反复按压胸壁，闭合伤口后不加压。频繁翻动伤者，晃动头部，托举躯干喂水等。

最后，小郑前往观察前车车主小韩的伤情，见小韩已经自行下车，自述除了胸背部疼痛，并感左下肢无力，其余无明显不适，考虑胸椎（脊柱）损伤可能，小郑告诫小韩切勿走动和转身，尽可能平躺或者平靠在地面，等待专业救援人员前来。

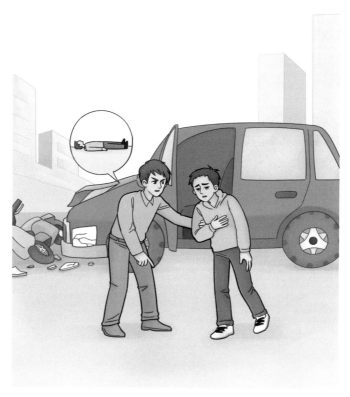

救治前车司机伤员小韩

原则：外伤后颈部、腰背部疼痛，怀疑脊柱损伤时尽可能让患者平躺、制动，等待救援。积极配合交警和救援人员的现场安排，绝对服从命令。

禁忌：任伤者走动甚至跳动，频繁弯腰转身。自作主张，不听交警及救援人员安排，过于邀功行赏等。

大约 10 分钟，救护车和交警车辆先后赶到了现场，交警马上开展秩序维护和车流管控；救护车根据先前所汇报的受伤人数，增派了救援人员，对伤员进行了更全面、专业的检查，依次送上了救护车，送至附近医院进行全面救治。至此，小郑舒了一口气，一名交警走向前，向小郑表示了感谢，在他的帮助下，伤员得到了更及时的救治，事故现场也得到了更好地维护，小郑说这是作为一个公民应尽的义务，随后小郑对交警进行事故过程的叙述……